Es ist, wie es ist
Mein Leben mit dem Schmerz

›Wechselbad der Gefühle

Traurig und müde
wechseln sich ab mit
hoffnungsvoll und mutig
schlagen um in
schweigsam und in sich gekehrt
verwandeln sich in
froh und dankbar
gehen über in
wütend und zornig
enden in
lachen und fröhlich sein.‹

DANIELE HÄNLE

Es ist, wie es ist

Mein Leben mit dem Schmerz

Vom ersten Ibuprofen
bis zur Medikamentenpumpe.

Ein Buch für chronische Schmerzpatienten
und deren Angehörige, für Ärzte, Therapeuten
und Pflegepersonal, für alle, die sich für einen Menschen
mit chronischen Schmerzen interessieren.

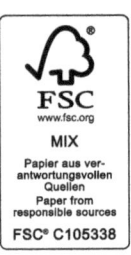
Copyright © 2015 Daniele Hänle, haenledaniele@gmail.com

Coverfoto © Lothar Hänle

Covergestaltung © Marion Hänle und Felix Koutchinski

Bibliografische Information der Deutschen Nationalbibliothek: Die
Deutsche Nationalbibliothek verzeichnet diese Publikation in der Deutschen
Nationalbibliografie; detaillierte bibliografische Daten sind im Internet über
www.dnb.de abrufbar.

Hinweis
Zur Wahrung der Persönlichkeitsrechte wurden die Namen der im Buch
vorkommenden Personen geändert. Etwaige Übereinstimmungen mit anderen
Personen sind rein zufällig.

Herstellung und Verlag: BoD – Books on Demand, Nordersted
ISBN: 978-3-7386-2058-0

Inhalt

»Mögest du an jedem Tag spüren,
dass auch dunkle Stunden einen
hellen Hoffnungsschimmer besitzen«.

Irischer Segenswunsch

Vorwort: Inspiration zu diesem Buch

Der Mangel an publizierten Selbsterfahrungsberichten von chronischen Schmerzpatienten hat mich dazu aufgefordert, aus meinen eigenen Aufzeichnungen und Texten vorliegendes Buch zu schreiben.

Für andere Schmerzpatienten – um ihnen zu sagen, dass sie nicht alleine sind, mit ihrem Schmerz und den damit verbundenen Gefühlen der Trauer, Angst und Verzweiflung. Für Angehörige und Freunde eines Schmerzpatienten – um ihnen zu helfen, sich besser in ihren Partner oder Freund einzufühlen. Für Ärzte, Psychologen und andere Menschen, die beruflich mit Schmerzpatienten zu tun haben – um es ihnen zu erleichtern, die Situation Betroffener umfassender und differenzierter kennen zu lernen, das Erleben bei chronischem Schmerz besser nachzuvollziehen.

Im Folgenden spreche ich auch über Aspekte, die in der gängigen Schmerztherapie zu wenig beachtet werden – zum Beispiel die Trauer der Betroffenen über die Verluste, die mit der Schmerzerkrankung einhergehen, den Gedanken an Suizid, weil man den Schmerz nicht mehr ertragen kann, oder die innere Einsamkeit durch eine teilweise oder völlig verminderte Teilhabe am gesellschaftlichen Leben.

Ich beschreibe das Verhältnis zu meiner engsten Umgebung, zu Ärzten, Therapeuten und zu mir selbst, schildere anschaulich und konkret, wie ein Alltag mit anhaltenden Schmerzen aussehen kann, zeige auf, was mir gut tut, was mir hilft, meinen Schmerz zu ertragen.

Neben meinen persönlichen Empfindungen spreche ich allgemein wichtige Themen an: Versorgung und Betreuung in Kliniken, Therapiemöglichkeiten, Positives Denken, Entspannungstechniken, Aufmerksamkeitslenkung, Verständnis und Unverständnis von Ärzten und Therapeuten ebenso wie von Freunden und Bekannten, Subjektivität und Individualität bei der Behandlung chronisch Schmerzkranker, Umgang mit Krankheit und Schmerz, Schwerbehinderung und andere.

In vorliegendem Buch beschreibe ich meinen Weg des Annehmens, des Verstehenlernens. Ich berichte unter anderem von dem, was mir für mein Leben wichtig ist, über einen Richtungswechsel meiner Einstellung und eine neue Orientierung, über eine sehr schwere Lebensphase und die Verarbeitung dieser.

Meine Aufzeichnungen legen positive und gute Momente offen, verleugnen dabei aber nicht die Schwere dieses Lebens.

Die verschiedensten Begebenheiten verdeutliche und bestärke ich durch Lebensweisheiten und eigene Gedichte.

Meine Zuversicht ist dabei immer erkennbar.

Letztendlich bleibt offen, wie das Leben für mich weitergehen mag. Es ist, wie es ist und kommt, wie es kommt, und ich bin mittendrin.

Das Spiel des Lebens

»Die Auseinandersetzung mit anderen bringt Rhetorik hervor, die Auseinandersetzung mit sich selbst Poesie.«
William Butler Yeats, Irischer Dichter

Bei der Entstehung dieser Geschichte bin ich fünfzig Jahre alt, befinde mich sozusagen in der Mitte des Lebens. Ich bin glücklich verheiratet, gemeinsam haben wir vier gesunde und schon erwachsene Kinder – eine Tochter und drei Söhne – die weitestgehend auf eigenen Beinen stehen.

Meine Vorstellungen über die Mitte meines Lebens waren andere. Ich hatte mir ausgemalt, dass ich, wenn unsere Kinder groß sind, selbst noch relativ jung bin. Nicht, dass ich mit dem Leben gewartet hätte, nein, ich habe gelebt und erlebt. Trotzdem war meine Vorstellung die, dass ich dann keine so große Verantwortung mehr für die Kinder tragen und in aller Ruhe meinen Interessen würde nachgehen können.

Viel mehr als ein Interesse war mein Lebenstraum, meine Liebe zur Afrikanischen Musik. Dieser Liebe war ich im Alter von achtunddreißig Jahren mit Haut und Haar verfallen. Sie hatte mein Herz verzaubert, meine Seele berührt. Nur zehn Jahre lang konnte ich diese Liebe leben, bevor sie mir durch die Krankheit genommen wurde.

Die Wirklichkeit hat mich beim Schopf gepackt, in der Mitte meines Lebens. Die Kinder sind groß, und ich bin noch relativ jung. Aber meine Vorstellung muss der Realität weichen. Mein

Geist hat bei seiner Lebensplanung eine wichtige Unbekannte übersehen, meinen Körper.

In der Mitte meines Lebens kann ich etwa fünf Minuten frei gehen oder stehen, etwa fünfzehn Minuten lang (mittels einer Stehhilfe) leichte Arbeiten im Haushalt verrichten, etwa dreißig Minuten irgendwo gesellig dabei sitzen. Ein Einkauf ist nicht zu bewerkstelligen, ein Essen am Stück zuzubereiten nicht möglich. Ein Kinobesuch oder ein kleiner Ausflug sind undenkbar, einmal spontan auf ein Eis oder ein Bier auszugehen, ist mir versagt. Ich liege etwa dreiviertel vom Tag. Oftmals macht mich dieses Stillhaltenmüssen schier verrückt. Manchmal durchfährt mich ein unbändiger Bewegungsdrang und ich habe das Gefühl, gleich wie ein Ei in der Mikrowelle zu explodieren. Dann muss ich aufstehen, zumindest ein paar Meter gehen oder etwas tun. Dieser Drang macht auch vor der Nacht nicht halt.

Es ist, wie es ist, in der Mitte meines Lebens.
Meine Vorstellung verliert sich im Nebel der Zeit.
Die Realität gebietet mir einen Platz, auf dem mitunter hart zu sitzen ist.
Die Karten werden neu gemischt.
Das Leben, ein Glücksspiel?

Gebet von Antoine de Saint-Exupéry

Kunst der kleinen Schritte

Ich bitte nicht um Wunder und Visionen, Herr,
sondern um die Kraft für den Alltag.
Lehre mich die Kunst der kleinen Schritte.
Mache mich findig und erfinderisch, um im täglichen Vielerlei
und Allerlei rechtzeitig meine Erfahrungen zu notieren, von denen
ich betroffen bin.
Mach mich griffsicher in der richtigen Zeiteinteilung.
Schenke mir das Fingerspitzengefühl, um herauszufinden
was erstrangig und was zweitrangig ist.
Ich bitte um Kraft für Zucht und Maß, dass ich nicht durch das
Leben rutsche, sondern den Tagesablauf vernünftig einteile, dass
ich auf Lichtblicke und Höhepunkte achte
und wenigstens hin und wieder Zeit finde, für einen kulturellen
Genuss.
Lass mich erkennen, dass Träume nicht weiterhelfen,
weder über die Vergangenheit noch über die Zukunft.
Hilf mir, das Nächste so gut wie möglich zu tun
und die jetzige Stunde als die wichtigste zu erkennen.
Bewahre mich vor dem naiven Glauben, es müsste im Leben alles
glatt gehen.
Schenke mir die nüchterne Erkenntnis, dass Schwierigkeiten,
Niederlagen, Misserfolge und Rückschläge eine selbstverständliche
Zugabe des Lebens sind,
durch die wir wachsen und reifen.

Erinnere mich daran, dass das Herz oft gegen den Verstand streikt.
Schicke mir im rechten Augenblick jemand, der den Mut hat,
mir die Wahrheit in Liebe zu sagen.
Ich möchte dich und die anderen immer aussprechen lassen.

Die Wahrheit sagt man nicht sich selbst, sie wird einem gesagt.
Du weißt, wie sehr wir der Freundschaft bedürfen.
Gib, dass ich diesem, schönsten, schwierigsten, riskantesten und zartesten Geschäft des Lebens gewachsen bin.
Verleihe mir die nötige Phantasie, im rechten Augenblick ein Päckchen Güte, mit oder ohne Worte, an der richtigen Stelle auszugeben.
Mach aus mir einen Menschen, der einem Schiff mit Tiefgang gleicht, um auch die zu erreichen, die unten sind.
Bewahre mich vor der Angst, ich könnte das Leben versäumen.
Gib mir nicht, was ich mir wünsche, sondern was ich brauche.
Lehre mich die Kunst der kleinen Schritte.

Kurzer Überblick

Ein degeneratives Geschehen in der Wirbelsäule und in verschiedenen Gelenken bereitet mir seit vielen Jahren chronische, zum Teil sehr starke Schmerzen. Schmerzen, die meine Bewegungen einschränken, Schmerzen, die mein ganzes Leben beschränken. Obwohl diese Schmerzen primär eine physische Ursache haben, beinhalten sie sekundär auch eine psychische Komponente. Kein Mensch kann auf Dauer und über viele Stunden am Tag starke Schmerzen aushalten. Infolge solch einer Belastung sind gravierende Auswirkungen auf das Seelenheil und die Psyche vorherbestimmt. Aus diesem Grund befinde ich mich seit Januar 2011 in psychotherapeutischer Behandlung, versuche in vielen Gesprächen einen guten Umgang mit meinem Körper und den zermürbenden Schmerzen zu finden.

Im Folgenden geht es um meine Krankheit. Dabei möchte ich vor allem über die seelischen und psychischen Anteile meiner chronischen Schmerzen schreiben, sowie über deren Auswirkungen auf mein Leben.

Ich bin ich, mit all meinen Geschichten. Mit allen Ecken und Kanten, Ausflüchten und allem Nicht-Verstehen-Wollen. Mit all meinen charakteristischen Zügen, die mich mal mehr, mal weniger stark straucheln, mal verzweifelt und hoffnungslos, dann auch wieder optimistisch und zuversichtlich nach vorne schauen lassen.

Eine Krankheit belastet und verändert

»Möge das Leben Ihnen aufgehen, Tür um Tür; mögen Sie in sich
die Fähigkeit finden, ihm zu vertrauen, und den Mut haben,
gerade dem Schweren das meiste Vertrauen zu geben.«
Rainer Maria Rilke

Ich lebe in einem guten familiären Umfeld, wo ich ICH sein darf, wo ich ohne Wenn und Aber unterstützt werde, trotz meiner Unzulänglichkeiten und Einschränkungen. Dennoch liegt die Herausforderung darin, dass ich mich selbst genauso ohne Wenn und Aber annehmen muss, was mir nicht immer gleich gut gelingt. Es ist schwer, meiner verminderten Selbständigkeit und meiner ungenügenden Kräfte bewusst zu sein, obwohl ich, mitten im Leben, noch viel mehr leisten könnte, vor allem aber möchte.

Was ein chronischer Schmerzpatient erlebt, empfindet, erleidet und wie sich das auf sein gesamtes Leben auswirkt, ist für einen gesunden Menschen kaum vorstellbar. Am ehesten verstehen das noch diejenigen, die mit dem Patienten eng zusammenleben, über den Beruf damit konfrontiert oder selbst betroffen sind.

Chronische Schmerzen machen hilflos und klein. Fast vierundzwanzig Stunden am Tag Schmerzen zu haben, ist manchmal kaum zu ertragen. Die anhaltenden Schmerzen und die vielen Medikamente mit ihren Nebenwirkungen rauben mir sehr viel meiner Lebensenergie, meiner Selbstständigkeit, vermindern mein Selbstwertgefühl.

Chronische Schmerzen ermüden Körper und Geist. Die Schmerzen selbst, aber auch die Medikamente fordern ihren

Tribut, machen mich sehr, sehr müde. Physisch und auch psychisch. Diese Müdigkeit gleicht eher einer tiefen körperlichen und mentalen Erschöpfung als der Mattigkeit nach einer durchwachten Nacht. Diese umfassende Müdigkeit treibt mich manchmal an den Rand der Verzweiflung, an dem ich immer wieder auch mit meinen schwarzen Gedanken konfrontiert werde. Die Gedanken um mein Leben haben sich verändert.

Chronische Schmerzen tun nicht nur körperlich weh. Grundsätzlich neide ich keinem anderen Menschen sein Glück, seine Gesundheit. Dennoch tut es mir manchmal weh, zu spüren, zu sehen, zu akzeptieren, dass so Vieles von dem, was mir wertvoll und wichtig gewesen ist, keinen Platz mehr in meinem Leben haben kann.

Chronische Schmerzen machen einsam, innen und außen. Die Traurigkeit in mir hat deutlich zugenommen. Meine Prioritäten haben sich verlagert und auch das, was mir wichtig ist. Ich habe ein Stück meiner Unbeschwertheit und meiner Lebensfreude verloren, auch viele meiner sozialen Kontakte.

Chronische Schmerzen verändern. Dabei bin ich grundsätzlich nicht böse oder egoistisch geworden. Viel eher lässt mich die Krankheit ruhiger, bedachter, toleranter sein. Bis auf gelegentliche Wutausbrüche, die schlicht und ergreifend aus der Hilflosigkeit dem Schmerz gegenüber resultieren.

Meine Krankheit verändert nicht nur mich allein. Mein Kranksein greift sehr tief in unser Familiengefüge ein. Ich bin froh, dass unsere Kinder groß sind und sie zumindest meine körperlichen Kräfte nicht mehr wirklich benötigen. Mein Leid zu sehen, geht auch an ihnen nicht spurlos vorüber.

Lothar, mein Ehemann, ist und bleibt in großem Maße mit

betroffen. Allein schon durch die Sorge um mich. Dazu kommt eine Ohnmacht: Er kann mir die Schmerzen nicht abnehmen. Darüberhinaus kostet es ihn viele freie Tage, auch Urlaubstage, um mich zu den unterschiedlichen Ärzten zu begleiten. Urlaubstage, die alles andere als erholsam für ihn sind. Dazu muss er neben seiner beruflichen Tätigkeit auch den Haushalt mitversorgen. Nicht zuletzt können wir nur noch sehr wenig gemeinsam unternehmen. Wir waren früher viel unterwegs. Mit der Familie, wie auch zu zweit.

Es bedrückt meinen Mann – ich möchte sogar sagen, dass es ihm zeitweilig ein schlechtes Gewissen bereitet – dass er seinen Hobbies nachgehen kann und mich alleine, womöglich traurig daheim weiß. Dabei ist es mehr als wichtig und richtig, dass er auch etwas tut, das ihm Spaß und Freude bereitet, das seine Gedanken zerstreut, das ihm Kraft für die vielen belastenden Momente daheim gibt.

Gemeinsam versuchen wir das Beste aus dieser Situation zu machen. Wie haben wir vor Gott gelobt: »in guten, wie in schlechten Zeiten.«

In guten Zeiten ist alles viel einfacher. Das ist wie Segeln bei seichtem Wind. Doch bedarf es des vollen Einsatzes eines jeden an Bord, um ein Schiff durch stürmische Gewässer zu lenken.

Schmerzen

Man unterscheidet zwischen akutem und chronischem Schmerz.

Der akute Schmerz hat eine Warnfunktion zum Schutz für den Körper. Er tritt plötzlich auf; zum Beispiel bei Verletzungen, Entzündungen oder nach einer Operation. In der Regel klingen die Schmerzen, sobald die Ursache beseitigt wurde, von allein wieder ab. Je nach Art kann es Stunden, Tage, vielleicht auch wenige Wochen dauern. Mit dem Schmerz selbst verschwindet auch die Erinnerung daran.

Der chronische Schmerz hat seine Warnfunktion verloren.

Es gibt viele chronische Erkrankungen, die mit Schmerzen einhergehen; zum Beispiel Tumorerkrankungen, Diabetes, rheumatische und auch degenerative Erkrankungen. Diese körperlichen (somatischen) Schmerzen können sich verselbstständigen und zur Entstehung einer Schmerzerkrankung führen. Mitverantwortlich können schwere Grunderkrankungen, psychische Belastungen oder ein schlechter Allgemeinzustand sein. Bei der Schmerzerhaltung spielen auch neurophysiologische Abläufe im Körper eine große Rolle. Ganz einfach erklärt: Das körpereigene Schmerz-Hemmsystem, zu dem auch die Endorphine zählen, verliert an Wirkung. Es kommt zu Veränderungen im zentralen Nervensystem. Der Schmerz wird abgespeichert, es kann sich ein Schmerzgedächtnis ausbilden.

Seelenschmerzen machen auch Körperschmerzen. Es gibt von Schmerzen betroffene Menschen, bei denen keine körperliche Ursache nachweisbar ist; man spricht von einer somatoformen oder psychosomatischen Schmerzstörung.

Das Schmerzempfinden entsteht in dem Teil des Gehirns,

das auch Sitz der Gefühle ist. Unter Umständen kommt es zu einer Verknüpfung zwischen Schmerzempfinden und negativen Gefühlen. Dies bedeutet, dass psychische Einflüsse oder seelische Verletzungen für den Beginn und die Aufrechterhaltung einer Schmerzerkrankung verantwortlich sein können. Doch ganz unabhängig davon, ob der chronische Schmerz einen physischen oder einen psychischen Ursprung hat: Er nistet sich wie ein Parasit im Körper ein. Krallt sich fest, nagt und plagt, greift massiv die Persönlichkeit seines Wirtes an.

Chronischer Schmerz ist ein höchst individuelles, höchst persönliches Geschehen, das nicht nur körperlich weh tut, sondern den Betroffenen aus seinem seelischen Gleichgewicht reißt, ihn in Einsamkeit stürzt, ihn seines Selbstwertgefühls beraubt, seine Eigenständigkeit gefährdet.

Aufgrund der Individualität des Geschehens gibt es kein Patentrezept, wie man mit dem Schmerz und dessen Begleiterscheinungen umgehen kann, soll, muss. Über kurz oder lang schafft man das auch nicht mehr allein, kommt ohne professionelle Hilfe nicht mehr weiter. Es gilt, einen Arzt, einen Therapeuten, einen Psychologen seines Vertrauens zu finden, der einen versteht, der mitfühlen kann, der sich darum bemüht, das eigene, persönliche, individuelle Leid nachzuvollziehen.

Ich selbst habe meine Schmerzen lange Zeit mit einem Lächeln erklärt, habe nicht klar genug gesagt, wie sehr sie mich belasten und einschränken. Ich wollte meine Fassung nicht verlieren. Denn eins ist gewiss: man würde oft weinen, wenn man nicht lachen würde. Und wer will sich schon diese Blöße geben? Leider kann dies zur Folge haben, dass man nicht ernst genommen wird.

Bis zum heutigen Tag mache ich bittere Erfahrungen im Umgang mit meinem Schmerz.

Da jeder Patient seinen Schmerz ganz individuell erlebt, ganz persönlich, ist auch meine Geschichte ganz persönlich geschrieben. Doch vermute ich, dass sich viele Leser darin wiederfinden werden, dass es deutliche Parallelen zu deren eigenen Schmerzerkrankungen geben wird.

Chronologie Teil 1

›Das Leben gestaltet sich immer wieder neu.‹

Ich war ein aktiver Mensch. Allein schon bedingt durch die große Familie und ein Haus mit ausladendem Grundstück. Dazu spielte ich Badminton, fuhr Mountainbike. Beim Joggen konnte ich mich auspowern und zugleich meinen Kopf frei bekommen. Ich war Motorradfahrerin und zuletzt Trommlerin.

Mit Mitte dreißig registrierte ich die Schmerzen zum ersten Mal, beginnend in den Knien. Kaum jemand nimmt in diesem Alter Schmerzen als eine Bedrohung wahr. Ich verdrängte die Schmerzen, missachtete sie, verleugnete sie mir selbst und auch anderen gegenüber, gab ihnen keine Stimme, laut dem Motto, was man nicht ausspricht, kann auch nicht sein.

Irgendwann jedoch war der Weg zum Arzt unumgänglich. Die Diagnose: Retropatellararthrose (Kniescheibenarthrose), ein degenerativer Prozess, die Knorpelsubstanz ist – vermutlich durch einen Gendefekt bedingt – viel zu weich. Daraus resultiert ein Knorpelverschleiß – schneller und heftiger, als es meinem Alter entsprechen würde.

Ich erhielt verschiedene Empfehlungen zur Ernährung, zu Muskeltraining und Bewegung. Gegen die Schmerzen bekam ich Ibuprofen – ein Schmerzmittel, das auch entzündungshemmend wirkt.

Die gesamte Tragweite dieses Befundes war mir damals nicht bewusst, wollte ich mir auch nicht bewusst machen. Arthrose kennt man ja vom Hörensagen. Eine Krankheit, die man im Alter bekommt, nicht mit Mitte dreißig.

Mein Körper zeigte mir zwar seine Grenzen auf, mein Verstand aber überhörte und übersah sie. Ich betrieb weiter meinen Sport. Die glücklichen Momente während der sportlichen Betätigung wogen die schmerzlichen Momente danach zunächst noch auf. Dann aber kam die Zeit, in der die Schmerzen nach jeder Bewegung stärker wurden. Bei Unternehmungen während der Freizeit ebenso wie bei häuslichen Arbeiten. Ab Anfang Vierzig nahmen meine körperlichen Aktivitäten im gleichen Maße ab, wie die Schmerzen zunahmen. Arztbesuche häuften sich. Immer mehr an Diagnostik, Therapie und Medikamenten wurde nötig. Ich unterzog mich Spritzenkuren mit Hyaluronsäure, testete die ganze Palette an Grünalgenextrakt, Glucosamin und Chondroitin, Vitaminen und Mineralstoffen. Es gab nichts, was die Degeneration hätte aufhalten können. Meine Homöopathin wurde nicht müde, mich symptomatisch mit Globuli zu versorgen. Sie hatte schon sehr viel bei mir bewirkt, doch gegen diese körperlichen Schmerzen schien einfach kein Kraut gewachsen zu sein.

Aus manchen ärztlichen Mündern kamen Sätze wie »Sie sind noch viel zu jung für solche Beschwerden!« »Was haben Sie denn gemacht, dass Sie schon solche Anzeichen einer Degeneration aufweisen?« Bemerkungen wie »Sie sind austherapiert, da kann ich Ihnen auch nicht weiterhelfen« waren an der Tagesordnung. Weil meine Knie bei jedem Schritt laut knirschen, meinte einmal ein Möchtegernspaßvogel: »Mit diesen Knien können Sie aber nicht mehr als Einbrecher gehen.« Kopfschüttelnd verließ ich seine Praxis. Es war unglaublich! Als ohnehin schon geplagter Mensch wurde ich mit unqualifizierten Aussagen konfrontiert und fühlte mich dadurch nicht mehr ernst genommen.

Nach langer konservativer Behandlung wurde 2001 das rechte Knie arthroskopiert. Dabei kam es zu einer Einblutung in das Kniegelenk. Zur Entlastung wurde es mehrere Male punktiert. Um einer Infektion des Kniegelenks vorzubeugen, bekam ich eine Woche lang Antibiotika-Infusionen. Leider hat das Knie seine volle Beweglichkeit nicht zurückerlangt. Auf die Arthroskopie des anderen Knies habe ich dann verzichtet. Badminton gehörte schon lange der Vergangenheit an. Aus dem Joggen wurde Walken, dann Spazierengehen. Aus dem Mountainbiking wurde Radeln am Ergometer. Das Schlagwort lautete ›Bewegung ohne Belastung‹.

Im September 2004 wurden ein Bandscheibenvorfall in der Lendenwirbelsäule diagnostiziert sowie eine beginnende Arthrose der Wirbelgelenke. Mein behandelnder Arzt verordnete eine konservative Reha, gefolgt von sechs Monaten ambulanter konservativer Therapie. Leider stellte sich keine Verbesserung ein. Im Gegenteil, Schmerzen und Einschränkungen nahmen schleichend zu. Eine Operation läge in meinem Ermessen, so die Ärzte.

Ich konnte viel ertragen und aushalten, nachträglich gesehen zu viel. Ich lebte in dem Glauben, dass meine Beschwerden vorübergehend wären, dachte nicht eine Minute lang daran, dass sie der Anfang einer schwerwiegenden Erkrankung sein könnten.

Mai 2005. Nach einem Fensterputztag kam ich gar nicht mehr auf die Beine. Mein behandelnder Orthopäde überwies mich als Notfall in eine Klinik für Neurochirurgie. Die Ärzte dort behielten mich gleich zur Operation da. Dem Klinikaufenthalt schloss sich eine Anschlussheilbehandlung an. Zunächst ging es mir besser, die Schmerzen kamen jedoch bald zurück.

Im Herbst 2006 stellte ich mich einem Schmerztherapeuten vor. Nach einer eingehenden Untersuchung und einem ausführlichen Gespräch meinte der Arzt, dass ich meine Aktivitäten weiter reduzieren müsse. Er erzählte etwas von Überlastung und dass mein Körper Ruhe bräuchte, um sich zu regenerieren.

Ruhe? Im besten Alter des Lebens? Zunächst schenkte ich ihm keinen Glauben, konnte mir noch lange kein Kranksein eingestehen, betrachtete alles als eine körperliche Einschränkung, die sich auf jeden Fall wieder bessern würde.

Erst mit den Jahren verstand ich, was mir Dr. J zu Beginn der Behandlung sagen wollte. Bis heute bin ich Patientin bei ihm. Er genießt mein vollstes Vertrauen.

Dr. J begann mit dem vollen Programm der speziellen Schmerztherapie: mit einem Cocktail aus verschiedenen Schmerzmedikamenten (Analgetika), einem Antidepressivum und einem Muskelrelaxans zur Entspannung der Skelettmuskulatur. Ich habe Akupunktur bekommen und ein TENS-Gerät zur elektromedizinischen Reizstromtherapie.

Und ich habe gelernt, wie Entspannung geht!

Die vielen Medikamente haben sehr in mein Sein und Tun eingegriffen – Alpträume vom Antidepressivum, massive Kreislaufprobleme vom Muskelrelaxans, Magenschmerzen von den Analgetika – weshalb ich die Dosierung oft eigenmächtig verändert oder bei Besserung die Einnahme ganz unterbrochen habe. Das ist wenig sinnvoll gewesen und hat die Schmerzlinderung letztendlich nur verzögert.

Mitte Vierzig. Meine Beschwerden verschärften sich. Auch Bewegungsbad, Physiotherapie, Muskelaufbautraining und Entspannung konnten die Zunahme der Schmerzen und Einschränkungen nicht abwenden. Schlechtere und bessere Phasen wechselten sich ab. Die schlechten zwangen mich zur Ruhe und Erholung, danach ging es wieder besser. Ich stieg dort ein, wo ich aufgehört hatte. Ein ewiger Kreislauf entstand, den ich nicht, noch nicht gewillt war, zu unterbrechen. Mir fehlte es ganz schlicht an der Einsicht, dass ich krank bin.

Mein Schmerztherapeut beantragte eine nochmalige konservative Reha. Die Krankenkasse bewilligte diese für September 2009. Es folgten bessere Zeiten, mitbedingt durch eine mehrmonatige Trommel-Unterrichtspause.

Ab April 2010 ging es jedoch rapide bergab. Zwei Bandscheibenvorfälle in der Halswirbelsäule wurden diagnostiziert. Wie in der Lendenwirbelsäule zeigte sich auch hier Arthrose an mehreren Wirbelgelenken.

Lähmungserscheinungen im linken Arm und starke Schmerzen schränkten mich – zusätzlich zu den Beschwerden im unteren Bereich der Wirbelsäule – mehr und mehr ein.

Im Oktober 2010 kamen zum ersten Mal die Worte »ich kann nicht mehr« über meine Lippen. Existentielle Ängste brachen sich in mir Bahn.

Folgende Zeilen sind entstanden, tief im Herzen vermutlich wissend, für den Verstand aber noch unbewusst, dass ein langer und schwieriger Weg vor mir liegen würde.

›Gedanken

Hell wirft der Mond sein Licht auf die dunkle Nacht,
ich kann nicht schlafen, die Pein hält mich wach.
Lenkt meine Gedanken auf die Trauer,
auf die Wut, auf den Schmerz
in meinem Körper, meiner Seele, meinem Herz.
Ich kann es nicht verstehen!

Was ist es, das dies traurige Lied anstimmt,
mir mehr und mehr meiner geliebten Dinge nimmt?
Ich fühle mich meiner Freuden beraubt!

Schmerzen, die mich Tag für Tag übermannen,
mich martern, verändern, in die Einsamkeit verbannen.
Ich weiß nicht um deren Sinn!

Ich suche nach Hoffnung und Licht,
suche nach Mut und Zuversicht.
Will in Geduld mich üben, will lernen zu verstehen.
Wie viel Zeit mag dabei vergehen?‹

Schmerzklinik die Erste

»Sein Unglück ausatmen können.
Tief ausatmen, so dass man wieder einatmen kann.
Und vielleicht auch sein Unglück sagen können.
In Worten, in wirklichen Worten,
die zusammenhängen und Sinn haben.
Und die man selbst noch verstehen kann
und die vielleicht irgendwer sonst versteht
oder verstehen könnte.
Und weinen können.
Das wäre schon fast wieder Glück.«

Erich Fried

Über den Jahreswechsel 2010/2011 verbrachte ich vier Wochen in einer Schmerzklinik. Mein behandelnder Schmerztherapeut, Dr. J, hielt diesen Aufenthalt für unumgänglich. Ich sollte und musste einen besseren Umgang mit meinen Schmerzen und vor allem auch mit mir selbst erlernen.

Ich war noch nie zuvor in einer Schmerzklinik, konnte mir nicht vorstellen, was genau auf mich zukommen würde. Dennoch habe ich mir von diesem Aufenthalt eine andere, eine individuellere Behandlung erhofft. Meine Schmerzen schob man vorwiegend einer psychischen Ursache zu. Außer Physiotherapie und der Verordnung von Schmerzmitteln zog man keine weiteren Untersuchungen oder Behandlungen in Erwägung. In dieser Schmerzklinik fühlte ich mich miss– und unverstanden, machte viele negative Erfahrungen, empfand die Behandlung als psychische Folter, deren Auswirkungen mich teilweise noch heute belasten.

Die einzig positive Erfahrung: Der Aufenthalt in dieser Klinik hat einen Prozess des Umdenkens in mir wach gerufen und einen Aufstand zwischen meinem Herz und meinem Verstand entfacht. Wie zwei streitende Kinder haben sie gekämpft, keiner wollte klein beigeben. Die beiden kämpfen noch heute. Doch sie sind inzwischen *erwachsen* geworden, können *miteinander reden*, sind kompromissbereiter.

Auf den ersten Blick wurde ich gut betreut. Nach einer dreistündigen Autofahrt kam ich sehr müde und mit starken Schmerzen in der Klinik an; war den Tränen nahe. Eine Schwester nahm mich freundlich in Empfang. Nach einer kurzen Pause begann ein Gesprächsmarathon.

Ein Arzt, eine Psychologin, eine Physiotherapeutin und ein Massagetherapeut, die eng um mich agieren, sich täglich besprechen würden. Jedem musste ich meine Schmerzgeschichte beschreiben. Über die Verluste zu sprechen, war für meine seelische Verfassung am schlimmsten. Und das viermal hintereinander. Der reinste Psychoterror. Ich trug alles mit Fassung und sah noch das Positive darin. Hier würde mir geholfen werden.

Auf den zweiten Blick erfolgten die Therapien und Behandlungen für die Patienten nach Schema F. Jeder Einzelne erhielt (s)einen Übungsplan, unabhängig von der Individualität seiner Schmerzen und seiner Person.

Ich wurde in eine Gruppe mit etwa fünfzehn Patienten eingeteilt. Mehrmals täglich kreuzten sich unsere Wege. Wir begegneten uns bei der täglichen Stunde Gruppenpsychologie sowie den medizinischen Anwendungen. Diese Einteilung war bewusst so gewählt, sollten sich die Patienten dadurch näherkommen, leichter soziale Kontakte aufbauen. Man wollte vermeiden, dass sich die einzelnen Patienten zu sehr zurückzogen. Mir ging es aber so schlecht, dass ich die Stunden außerhalb der Therapien und Mahlzeiten vorwiegend im Bett verbrachte. Um soziale Kontakte zu knüpfen, fehlten mir Muße und Kraft.

Der für mich zuständige Arzt, Dr. U, psychologisierte meinen Schmerz von Anfang an. Er war der Meinung, dass meine Schmerzen auf eine psychische Ursache zurückzuführen seien. Ein von mir verdrängtes Geschehen, das sich durch diese Schmerzen bemerkbar mache. Dr. U sagte mir etliche Mal, dass ich mein Leben ändern und Erschwerendes über Bord werfen müsse. Aber es gab nichts Erschwerendes! Keine schwerer wiegenden Probleme in der Familie, keine Querelen mit anderen Menschen. Der Arzt überhäufte mich immer weiter mit theoretischen Bewältigungsstrategien, hatte aber keinen Tipp für deren praktische Umsetzung. Ich fragte mich, wie es denn gehen sollte, mein geliebtes Leben zu ändern, die mir wichtigen Tätigkeiten und Lebensinhalte abzulegen!

Auch die Physiotherapeutin hinterfragte manche meiner Aussagen, immer auf der Suche nach dem psychischen Auslöser meiner Schmerzen. Einmal brachte ich vor, dass ich die Partnerübungen in der Wassergymnastik nicht möge. Ob ich mit Nähe schlechte Erfahrungen gemacht hätte, fragte sie mich daraufhin. Würde es Ihnen gefallen, lieber Leser, mit wildfremden Menschen hautnahe Übungen im Wasser zu machen?

Mein Vertrauen zu dem Klinikarzt und der Physiotherapeutin war bald gestört, nur bei der Psychologin fühlte ich mich noch halbwegs sicher. Sie sprach anders mit mir.

Ich dürfe mich zu nichts zwingen, müsse mich ehrlich meinen Schmerzen stellen, solle nicht immer gute Miene zu bösem Spiel machen, mich nicht hinter einem Lächeln verstecken, müsse mich mehr öffnen, mich selbst ernst nehmen, solle mich bei Schmerzen melden, nicht aushalten und abwarten.

Ich sei hier, um etwas zu verändern. Das ginge nur, wenn ich mit meinem Körper kommuniziere, ihn anhöre, ihn verstehe, das, was er mir diktieren wolle, auch annehme.

In dieser Klinik wird die Aufmerksamkeitslenkung großgeschrieben. Leider nicht immer zugunsten der Patienten. Indem man sich mit schönen Dingen befasst und beschäftigt, lenkt man seine Aufmerksamkeit weg vom Schmerz, erlebt ihn indirekt weniger stark. Dafür gibt es verschiedene Möglichkeiten, die der Patient, aus meiner persönlichen Sicht und Erfahrung gesehen, letztendlich für sich selbst bestimmt. Ob er sich nun entspannt oder etwas liest, sich mit einem lieben Menschen trifft, sich künstlerisch oder handwerklich betätigt, ein gutes Essen genießt oder einen lustigen Film anschaut. Wichtig allein ist, sich dabei und damit Gutes zu tun.

Der Schmerz wird nicht direkt gelindert, wird aber nicht mehr so intensiv wahrgenommen. Die schöne Beschäftigung setzt positive Emotionen frei. Diese wiederum legen sich über das Schmerzempfinden und lassen den Schmerz somit weniger stark erscheinen. Je mehr positive Emotionen frei werden, egal wie und wann, desto positiver wirkt sich dies auf das Schmerzempfinden aus.

Zurück zur Klinik. Dort gab es diese Aufmerksamkeitslenkung in Form von handwerklicher Betätigung. Man konnte, nein man musste täglich eine Stunde in der Werkstatt mit einer Arbeit verbringen, zu einer fest vorgegebenen Zeit.

Zur Auswahl standen eine Säge- oder eine Flechtarbeit aus Peddigrohr. Beides käme im normalen Leben nicht für mich in Frage, doch musste ich mich entscheiden und wählte die Flechtarbeit, ein Körbchen.

Meine vorgegebene Stunde Aufmerksamkeitslenkung lag in der Mittagsruhezeit. Für mich eine sehr wichtige Zeit, um inmitten der täglichen Maßnahmen und Termine Ruhe zu finden. Diese wertvolle Zeit mit etwas zu verbringen, das mir nicht gefiel, zu dem ich überhaupt keine Lust hatte, ließ sich mit mir selbst kaum vereinbaren.

Entsprechend uninteressiert folgte ich den Worten der Therapeutin, die mir das Grundprinzip des Flechtens erklärte. Ich mochte ihr schon gar nicht zuhören, wirkte vermutlich wie ein bockiges Kind auf sie.

Nach der Einführung in die Technik flocht ich widerwillig und voller Wut eine Stunde wie eine Irre drauflos. Ohne Pause, ohne einen Blick oder ein Wort an meine Mitpatienten zu richten. Eine Verstärkung der Schmerzen war vorprogrammiert. Die nächsten Male ergab ich mich dem Zwang, flocht immer unlustiger an diesem Körbchen. Nein, diese Betätigung kam meiner Vorstellung von Aufmerksamkeitslenkung keineswegs gleich. Ich kann mich nicht mit etwas ablenken, das mir keinen Spaß macht, darüber hinaus noch zu einer Zeit, in der ich physisch gar nicht in der Lage dazu bin.

Heute weiß ich, dass ich zu dieser Zeit für gar nichts Neues hätte offen sein können, da meine Einstellung gegenüber dem Kranksein eine andere war. Ich lebte fest in der Vorstellung, dass ich wieder an mein altes Leben würde anknüpfen können.

Während des Klinikaufenthaltes wirbelten meine Emotionen durcheinander, als wären sie in einen Hurrikan geraten. Innerhalb eines jeden Tages wurde ich unweigerlich und wiederholt mit meinen Verlusten konfrontiert. Mit denen, die ich schon erlitten hatte ebenso wie mit dem größten Verlust, der mir noch bevorstehen sollte. Ich war zu der Zeit noch fest davon überzeugt, dass ich irgendwann wieder trommeln, unterrichten und an Workshops teilnehmen kann. Doch *irgendetwas* in mir wusste es vermutlich besser.

In einer schlimmen Phase hielt ich es auf dem Klinikgelände nicht mehr aus, stieg in mein Auto und fuhr los, stoppte auf einem einsamen Parkplatz. Hier schrie ich meine ganze Verzweiflung aus mir heraus. Ich tobte, heulte, trampelte. So lange, bis ich keine Tränen und keine Stimme und keine Kraft mehr hatte.

Es war kaum zu glauben! In der Physiotherapie testeten wir auf dem Laufband meine schmerzfreie Gehstrecke aus. Das Ergebnis war ernüchternd. Eine Minute am Stück gehen. Dann folgte eine Minute Pause. Kamen die Schmerzen früher, musste ich entsprechend früher Pause machen. Auf meinem Behandlungsplan stand zweimal die Woche eine Stunde Wandern in der Gruppe. Wie sollte ich das bewältigen? Wie sollte ich das überhaupt verstehen? Den Plan machten mein Arzt und meine Therapeuten. Eben noch hieß es, ich dürfe nicht über meine Grenzen gehen, dann soll ich eine Stunde wandern? Ich sprach meinen Arzt darauf an, musste fast um seine Einsicht betteln. Schließlich hielt er Rücksprache mit den Therapeuten und erlaubte mir, anstatt zu wandern, ins Bewegungsbad zu gehen.

Heute noch kann ich es kaum fassen, dass ich mich als mündige Patientin so behandeln lassen musste. Nie zuvor in meinem Leben weinte ich in so kurzer Zeit so viel, kam mir noch nie in meinem Leben so klein und hilflos vor wie in dieser Klinik.

Die Wege zu den Therapien und zum Essen betrugen ein Vielfaches meiner ermittelten schmerzfreien Gehstrecke. Nach einer Woche hatte ich extreme Schmerzen in den Hüften und im rechten Bein. Ich konnte kaum drei Schritte am Stück gehen. Bei Dr. U fand ich wiederum kein Verständnis. Wiederholt sagte er zu mir, dass sich da eine Verdrängung auf psychischer Ebene Platz schaffen wolle.

»So ein Blödsinn«, dachte ich. Heute weiß ich, dass eine schwere Nervenverletzung für diesen Schmerz verantwortlich ist, der in die Hüfte und das Bein ausstrahlt. Hinzu kommen starke Rückenschmerzen, bedingt durch die Wirbelgelenkarthrose.

Meine Empfindungen schlagen Kapriolen, während ich dies schreibe. Ich erinnere mich an meine Erlebnisse in dieser Schmerzklinik. Die Erinnerungen lassen eine unerhörte Wut in mir aufkommen.

Ja genau, unerhört.

In diesem Moment entdecke ich die für mich wahre Aussage in diesem Wort. Was ich damals sagen wollte, blieb unerhört. Es war unerhört von Dr. U, so wenig individuell auf mich einzugehen, mich als Person mit meinen ganz eigenen Bedürfnissen nicht anzuhören.

Meine bisher verordneten Medikamente sollten durch andere ersetzt werden. Am dritten Tag meines Aufenthalts begann die Umstellung auf ein Opiat. Doch mit welch schrecklichen Nebenwirkungen. Mir wurde schwindelig, selbst im Liegen während der Nacht. Ich schlief fast gar nicht mehr, konnte kaum mehr gehen, stehen oder aufrecht sitzen, konnte vor Übelkeit kaum mehr etwas essen. Ich bekam ein weiteres Medikament gegen den Schwindel und die Übelkeit.

Die nächste Stufe: Zittern und Frieren, gefolgt von starkem Schwitzen. Der Blutdruck stieg, die Atmung flachte ab, wobei ich manchmal das Gefühl hatte, ich würde das Atmen ganz vergessen. Mich überfiel eine große innere Unruhe.

Nach fünf Tagen setzte der Arzt das Opiat wieder ab, da die Wirkung in keiner Relation zu den Nebenwirkungen stand. Nach dem Absetzen kämpfte ich noch einige Tage mit den Nebenwirkungen, bis sie sich allmählich verringerten.

Der nächste Versuch galt einem Antidepressivum. Ich erhielt die Hälfte der geringsten Dosierung, die man langsam steigern wollte. Das Medikament sollte mich zur Ruhe bringen, mir zu einem besseren Schlaf verhelfen, mit positiver Wirkung auf die Schmerzen. In der ersten Nacht schlief ich noch schlechter, war innerlich sehr unruhig, in der zweiten Nacht plagte mich ein Alptraum. Danach wurde auch dieses Medikament wieder abgesetzt. Ich war sterbensmüde, weshalb ich für drei Tage ein Schlafmittel bekam. Der ersehnte Schlaf wollte sich jedoch nur bedingt einstellen.

In dieser Schmerzklinik erging es mir in den ersten beiden Wochen sehr schlecht. Physisch sowieso, dann auch psychisch. Zum Glück konnte ich täglich mit Teresa, meiner besten Freundin, telefonieren. Die Gespräche mit ihr retteten mich über diese schwere Zeit hinweg. Sie hörte zu, weinte mit mir, konnte mich aber auch immer wieder ablenken und bestärkte mich in meinem eigenen Denken.

In der dritten Woche hatte Dr. U Urlaub. Während dieser Zeit war eine Oberärztin für mich zuständig. Sie führte drei kürzere und ein langes Gespräch mit mir. Für sie stand fest, dass meine Schmerzen rein körperlicher Ursache seien, sich der dauerhafte Schmerzzustand und die vielen Verluste jedoch negativ auf meine Psyche auswirken würden. Sie empfahl mir dringend eine erneute Vorstellung in der Neurochirurgie, machte auch gleich einen Termin für mich aus. Weiter empfahl sie mir eine ambulante Psychotherapie, um einen guten Umgang mit meinem Kranksein und meinem Körper zu erlernen. Danke, endlich jemand, der mich und meine Lage ernst nahm.

In der vierten Woche kam Dr. U aus dem Urlaub zurück. Ich sprach mit ihm über die Meinung seiner Oberärztin, die er jedoch nicht teilte. Mir war das egal. Ich hatte einen Umgang mit meiner Lage gefunden.

Weihnachten und der Jahreswechsel lagen günstig, sodass ich jeweils vier Tage Heimurlaub hatte. Daheim in meiner Familie konnte ich mich ausruhen und neue Kraft schöpfen.

Die Therapie abzubrechen, traute ich mich nicht. Dafür war

die Angst zu groß, dass sich ein Abbruch negativ auf weitere Behandlungsmöglichkeiten auswirken könnte.

In der Klink musste ich täglich ein Schmerztagebuch führen. Das bedeutet eine intensive und schmerzbezogene Auseinandersetzung mit einer Skala, mit Smileys, Zahlen und Worten. Früh, Mittag, Abend, Nacht. Wie stark sind die Schmerzen? Was hat sie gelindert? Was hat sie verschlechtert? Was hat mich belastet, was erfreut?

Ich halte fest, wie mein Schmerz zu welcher Tageszeit gewesen ist, werde dadurch, neben guten Momenten auch an schlimme Momente erinnert. Auf der einen Seite wird man angewiesen, seine Gedanken nicht zu sehr auf den Schmerz zu lenken, was beim Ausfüllen des Tagebuches unweigerlich passiert. Auf der anderen Seite aber bekommt der behandelnde Arzt durch das Schmerztagebuch einen besseren Überblick. Auch ich selbst. Dabei bin ich sehr verwundert, wie schlecht es mir zeitweise ergangen ist.

Noch heute führe ich in manchen Phasen ein Schmerztagebuch. Bei einer Medikamentenumstellung, zum Beispiel, oder wenn ich unter einer längeren Schmerzspitze leide. Ich erkenne im Notieren besser, was mir gut tut, was nicht. Kann eventuell auftretende Nebenwirkungen von Medikamenten schneller ausmachen.

Was mich in der Klinik wirklich erfreute und auch beruhigte, war das Beobachten der Fische im Meerwasseraquarium. In einer Gemütlichkeit schwammen sie hin und her, in leuchtenden Farben. Gelb, blau, rot-schwarz. Auf den Felsbrocken wuchsen Pflanzen in den verschiedensten Grüntönen. Fiedrig, faserig und blättrig bewegten sie sich im Sog des Wassers und der einströmenden Luft hin und her. Einer der Fische zupfte immer an der gleichen Stelle die Pflanzen vom Stein.

Auf meinen Wegen zu den Anwendungen oder zum Speisesaal kam ich viele Male am Aquarium vorbei und legte häufig eine Pause ein. In dieser ruhigen Atmosphäre konnte ich in kleinen Schritten über meine neue Situation nachdenken. Eine Situation, in der ich aus meinem bisherigen Leben herauskatapultiert worden war.

In der Physiotherapie lernte ich Pacing (engl. Pace = Stufe). Darunter versteht man die stufenweise Steigerung alltäglicher Aktivitäten durch gezieltes Einbauen von Pausen.

Mein Körper reagierte auf die mir übliche Bewegung und Belastung mit Schmerzen und Einschränkungen. Er verweigerte sich. In kleinen Schritten sollte er nun Bewegungs- und Belastungsmuster neu erlernen. Wichtig dabei war eine allmähliche Belastungssteigerung, wobei ich immer unterhalb der Schmerzgrenze bleiben musste. Dieses Procedere erwies sich als gar nicht einfach, da die Schmerzen keiner Norm folgten, immer wieder eskalierten.

War ich vor dem Aufenthalt in dieser Schmerzklinik voller Hoffnung auf eine baldige Besserung, erkannte ich nun immer deutlicher, dass ich mich getäuscht hatte. Zunehmend kam es zur Konfrontation mit meinem schwächelnden Körper, die mich nicht nur physisch, sondern in großem Maße auch seelisch belastete. Ich fühlte mich um meine Freuden betrogen. In meinen Augen wurde ich zum Nichtstun verdammt.

Dass das, was ich im Umgang mit meinem Körper und meiner Krankheit zu lernen hatte und habe, Schwerstarbeit ist, wurde mir erst viel später bewusst.

Vom Aufenthalt in dieser Klinik gewann ich den Eindruck, dass Ärzte und Therapeuten eigene, höchst subjektive Erklärungsansätze verfolgen. Ich behaupte, dass sie oftmals die körperlichen Schmerzen ihrer Patienten sehr spekulativ einer psychischen Ursache zuschreiben. Nachträglich füge ich die durchaus richtige Anmerkung meiner Tochter ein, dass all meine Aussagen mein eigenes Empfinden widerspiegeln und nicht allgemein für alle Patienten gleich gelten. Sie sagt, dass Ärzte und Therapeuten einem Plan folgen müssten, den sie anhand von erlernten Theorien und eigenen Erfahrungen erstellten. Ich stimme ihr darin zu, doch möchte ich betonen, dass ein Mensch kein mechanisches Getriebe ist, das nach einer bestimmten Routine läuft. Und dass sich eben hier die Qualität eines Arztes und Therapeuten zeigt, der die Individualität des Patienten erkennt, respektiert und versucht, darauf einzugehen.

Noch in der Klinik wiesen mich Arzt und Psychologin darauf hin, dass ich meinen Fokus dringend auf neue Interessen lenken müsste. Weg vom Trommeln, für das meine körperlichen Kräfte nicht ausreichen würden.

Trommeln, mein Lebenstraum: Mit Ende vierzig musste ich mich für immer davon verabschieden.

Ich konnte mir überhaupt nicht vorstellen, wie ich ohne dieses Lebenselixier weiter bestehen sollte. Im Trommeln, im Erzeugen von Rhythmus lag meine Stärke. Da waren Herz und Seele dabei.

Richtungswechsel – ein großer Verlust

»Mögest du die Kraft haben, die Richtung zu ändern,
wenn du die alte Straße nicht mehr gehen kannst.«

Irischer Segenswunsch

Ich musste eine andere Richtung einschlagen und das hat mich sehr viel Kraft gekostet. Es war ein Wehren in mir, ein Gefühl, als ziehe mich jemand am Arm in eine Richtung, in die ich auf keinen Fall gehen möchte. Mit dem Richtungswechsel allein war es zudem nicht getan. Unweigerlich musste ich viel von dem zurücklassen, was mein gegenwärtiges Leben ausgemacht hat. Alltägliche Lebensaufgaben und geliebte Tätigkeiten sowie damit verbundene Freuden und Begegnungen. In einem Büchlein über das Annehmen von Krankheit schreibt Anselm Grün: »Entweder die Krankheit zerreißt deine Vorstellungen, oder aber du hältst an diesen fest und läufst Gefahr, dass sie dich zerreißen.« Wie viel Wahrheit dieser Satz enthält. Ich war auf dem besten Weg, zerrissen zu werden. Und zwar von der Vorstellung, unbedingt und schnell wieder zu trommeln.

Das Trommeln war meine Passion. Zu akzeptieren, dass ich das nicht mehr haben kann, ist mit der schwerste Schritt gewesen. Und der tut von Zeit zu Zeit noch richtig weh. Vor allem weil ich weiß, dass ich an das, was mir das Trommeln bedeutet hat, nie mehr werde anknüpfen können.

Mein Verstand hat das Trommeln zwar losgelassen, nicht aber mein Herz, nicht aber meine Seele.

Manchmal lösen die schönen Erinnerungen an das Trommeln ein gutes Gefühl in mir aus – bis mich am Ende ein Verlustschmerz übermannt, sich in Tränen Luft macht, manchmal sogar zu einem Alptraum wird. Die Trauer um den Verlust des Trommelns werde ich vermutlich immer in mir tragen. Teresa verglich diesen Verlustschmerz einmal mit Liebeskummer. Ein schöner, wenn auch trauriger Vergleich, denn durchaus ist es Liebe, die mich mit dem Trommeln verbunden hat, zum Teil noch immer verbindet.

Die Liebe zum Trommeln entstand im Jahr 2001 auf einem Workshop für Frauen. Der Klang der Trommeln verzauberte mich vom ersten Ton an. Ein Zauber, der meine Seele berührte, sich in meinem Herz verfing. Weitere Workshops und Unterrichtseinheiten folgten, bis hin zur Intensivausbildung in westafrikanischer Trommelmusik. Ich lernte bei den unterschiedlichsten Lehrern, weißen und schwarzen, lernte beharrlich und entschlossen, sog die Rhythmen, die Töne, die Schläge in mich auf. Parallel zu meiner eigenen Ausbildung in der westafrikanischen Musik begann ich zu unterrichten und gründete eine Trommelgruppe. Dadurch konnte ich vielen Menschen, Kindern und Erwachsenen, die Freude an den afrikanischen Rhythmen vermitteln und näherbringen.

Ich schmiedete große Pläne, hatte viele Ideen, der Wunsch nach einer eigenen Trommelschule war stark. Die Arbeit mit der Musik, mit den Menschen, das Unterrichten, das Spielen bei Auftritten, das Lernen, all das war mein Leben. Unersättlich und unermüdlich war ich. Erfolg verleiht Flügel. Leicht und beschwingt ging es für mich immer weiter bergan. Leider war ich dabei blind und taub für die Warnzeichen meines Körpers, der sich mit Schmerzen zur Wehr setzte. Erst halb am Berg, musste ich schon wieder absteigen. Nicht mal ein Verweilen war mir vergönnt. Mit jedem Stück, das es bergab ging, verlor ich ein Stück meiner Trommelfreuden. Das Unterrichten wurde immer schmerzvoller. Auch die Proben in und mit meiner Trommelgruppe wurden anstrengender. Anfang

Oktober 2010 spielte ich auf meinem letzten Auftritt, unter großen Mühen.

In den zehn Jahren meiner Trommelkarriere erlebte ich sehr viel Schönes. Viele Menschen begegneten mir, die nicht unwesentlich an meiner persönlichen Weiterentwicklung Anteil hatten. Ich erlebe es als Glück, dass ich das Trommeln wenigstens einen Lebensabschnitt lang habe erleben dürfen.

Nach dem Klinikaufenthalt begab ich mich auf die Suche nach alternativen Beschäftigungen, befasste mich mit Kalligraphie und Zeichnen, wollte mit Gesang der Musik nahe bleiben. Die ersten beiden Versuche scheiterten an der Unmöglichkeit, lange genug zu sitzen. Und nie hätte ich gedacht, dass zum singen voller Körpereinsatz nötig ist. Erst viel später, noch während ich an dem Manuskript zu diesem Buch schreibe, kommt meiner Psychotherapeutin die Idee, dass das Schreiben ein Ersatz für das Trommeln werden könnte.

Es macht Spaß, meine Gedanken zu Papier zu bringen. Auch Worte folgen einem Rhythmus. Ob das Schreiben meine Seele jedoch genauso erreichen wird wie das Trommeln, vermag ich noch nicht zu sagen.

Chronologie Teil 2

»Mögen Zeichen an der Straße deines Lebens sein, die dir den rechten Weg weisen, und mögest du stets diese Zeichen erkennen und ihnen vertrauen.«

Irischer Segenswunsch

Jahresbeginn 2011. Weitere Arzttermine und diagnostische Maßnahmen folgten. Andere Ärzte, andere Meinungen, andere Therapievorschläge.

In einer Uni Klinik geriet ich an einen unerfahrenen Assistenzarzt. Er konnte bzw. durfte selber gar nichts entscheiden, musste meinen Fall erst im Team besprechen und teilte mir die Ergebnisse des Gesprächs abends am Telefon mit. Das war auch bei einem zweiten Besuch so. Einen dritten Termin nahm ich daraufhin gar nicht mehr wahr.

In unserer Not, mein Mann ist immer mit betroffen, vertrauten wir uns auf Empfehlung einem Privatarzt an. Dieser Arzt riet tatkräftig zu weiteren Untersuchungen, die uns um viel Geld erleichterten, leider auch um das Vertrauen in ihn. Er empfahl mir utopische fünf Operationen innerhalb von drei Wochen, denen ich am Ende nicht zustimmte. Zwei Hoffnungen, die beide Male in einer Sackgasse endeten.

Ein Versuch noch, sagten wir uns. Meine Nerven lagen inzwischen blank. Die Adresse, Dr. T, ein Neurochirurg mit sehr gutem Ruf. Nicht gerade in unserer Nähe, aber Hauptsache er ist gut. Das Vertrauen in diesen Arzt musste allerdings erst reifen. Ich fühlte mich nicht gleich auf Anhieb wohl bei ihm, muss aber dazu sagen, dass ich zu der Zeit schon sehr erschöpft war, mich die starken Medikamente kaum denken und reden ließen, mir schnell das Weinen kam, was ich damals jedoch noch nicht zulassen konnte.

Alles ging von vorne los. Wiederholt erzählte ich meine Leidensgeschichte. Weitere Untersuchungen folgten, weitere diagnostische Verfahren, neue Überlegungen, nochmalige konservative Behandlungsversuche. Die Wochen verstrichen, ohne dass sich eine merkliche Verbesserung meiner Beschwerden einstellte. Schließlich wurde für August 2011 eine Operation an der Lendenwirbelsäule geplant.

Ursprünglich sollte wegen der Osteochondrose und Instabilität eine Versteifungsoperation der unteren Lendenwirbel durchgeführt werden. Ein weiteres MRT zeigte in diesem Bereich eine durch narbige Verwachsungen stark bedrängte Nervenwurzel S1. Daher entschied sich Dr. T gegen die Versteifung. Er wollte im ersten Schritt nur den Nerv freilegen. Immerhin bestand die Möglichkeit, die Schmerzen mit einem geringeren Eingriff positiv zu beeinflussen.

Operation und Klinikerfahrung

Der Tag der Operation war gekommen. Ich hatte Angst, aber auch Hoffnung. Sagte mir, dass es im Grunde nur besser kommen könne. Es kam schlimmer.

Nach der Operation erwachte ich aus der Narkose, hatte starke Schmerzen, bekam auch gleich eine weitere Dosis Morphin. Eine Mischung aus Wachsein, Träumen und Weinen machte sich in mir breit. Später im Zimmer kam der Schock. Ich konnte meinen rechten Fuß nicht mehr bewegen. Was war passiert? Dr. T erklärte, dass der Ischias Nerv in einer dicken Narbenplatte eingewachsen war, er ihn regelrecht hatte herausschälen und dehnen müssen. Dabei wurden vermutlich Fasern verletzt, die in den Peronaeus Nerv (Wadennerv) übergehen. Die Folge davon sei diese Fußheberparese (Fußheberlähmung).

Der Peronaeus Nerv innerviert die Muskeln, die für die Fußhebung zuständig sind. Ist dieser Nerv in seiner Funktion gestört, kommt es zu mehr oder minder schweren Ausfallserscheinungen. Nerven heilen nur langsam, daher kann eine vollständige Regenerierung des Nervs sehr lange dauern. Die Prognose sei gut, meinte der Arzt, die Parese würde vorübergehen.

Ein Tag verging, der zweite, die Schmerzen im rechten Bein waren stärker als vor der Operation. Ich wurde vertröstet, alles sei normal. Die Schmerzen nahmen weiter zu, waren fast nicht auszuhalten. Bei der geringsten Bewegung hatte ich das Gefühl, als schieße ein glühendes Eisen durch mein Bein. Selbst die Höchstdosis Morphin konnte die Schmerzen nur annähernd lindern.

Es ging mir sehr schlecht. Ich konnte entweder gar nicht schlafen oder hatte irrsinnige Träume aufgrund des Morphins. Meine Verzweiflung war groß, mein Lebensmut fast schon gebrochen. Es wurde ernst. Ich wusste nicht mehr ein noch aus, konnte mich selbst jedoch nicht mitteilen, auch aufgrund von Anlässen, auf die ich später näher eingehe. Es war der fünfte Postoperationstag. Am kommenden Tag sollte ich entlassen werden.

Über Teresa kam die Wende. Wir standen per SMS in Kontakt. Ich weiß nicht mehr, was ich ihr geschrieben hatte, doch gingen bei ihr die Alarmglocken an. Ich dürfe auf keinen Fall so heimgehen, der Arzt stehe in der Pflicht, mir zu helfen. Sie telefonierte mit Lothar, er anschließend mit den Schwestern. Er versuchte ihnen klarzumachen, wie schlecht es mir ging, hatte jedoch nicht den Eindruck, dass er ernst genommen wurde. Deswegen machte er sich am kommenden Morgen um halb fünf auf den Weg zu mir in die Klinik, um pünktlich bei der Visite anwesend zu sein. Um halb sieben war er da. Die diensthabende Schwester wollte ihn nicht zu mir lassen, er könne unmöglich so früh die Patienten stören. Doch gegen meinen Mann kam sie nicht an. Er ging einfach an ihr vorbei ins Zimmer. Ich war ihm in diesem Moment so dankbar; hatte das Gefühl, als würde er mich aus der Hölle retten.

Bei der Visite veranlasste Dr. T ein MRT. Kein schönes Ergebnis. Bei der Operation war es, infolge der noch immer nicht bekannten Blutgerinnungsstörung zu einer Nachblutung gekommen. Ein Hämatom bedrängte die Nervenwurzel L5. Es gab Handlungsbedarf. Am selben Abend noch wurde eine Revisionsoperation durchgeführt. Ich hatte unbändige Angst davor.

Man dürfte meinen, unter solchen Umständen Zuspruch von den Schwestern zu bekommen. Falsch gedacht. Es kümmerte sich keiner. Es gab nur Anweisungen, dass ich ab sofort nichts mehr essen und trinken dürfe. Irgendwann wurden OP Kittel und Netzhose gebracht mit einer kurzen Aufforderung, sie anzuziehen. Kein Wort zur Beruhigung, keine Frage, wie es mir ginge. Schmerz und Angst verkrampften mich. Ich war völlig verspannt, als ich in den OP Saal geschoben wurde und froh, bald nichts mehr mitzubekommen. Die zweite Operation verlief soweit gut, die Schmerzen waren danach deutlich besser, psychisch war ich extrem mitgenommen.

Meine Erinnerung an diesen Klinikaufenthalt birgt eine sehr unliebsame Pflege durch manche Schwestern auf der Station, auf der ich lag. Was ich erlebt habe ist so unglaublich, dass ich es aufschreiben möchte.

Mir ging es zwischen den beiden Operationen schlecht, die Schmerzen hatten mir sehr viel meiner Kraft, aber auch einen Teil meiner Lebensenergie geraubt. Zwölf Stunden war die zweite Operation her, die Nacht durchwacht. Wobei mich die Nachtschwester fürsorglich betreut hatte.

Um sieben Uhr kamen die Tagschwestern. Mir war es übel und ich bat um eine Tasse Tee. Die Antwort, es käme ja gleich das Frühstück. Ich wusste jedoch, dass es immer erst nach acht Uhr ausgeteilt wird. Außerdem hatte ich am Vortag Kaffee bestellt, da ich nicht ahnen konnte, dass ich erneut operiert werden würde. Das teilte ich der Schwester mit, woraufhin sie mich wenig freundlich fragte: »Wollen Sie eine Kanne?« Klein beigebend bejahte ich. Was kam? Eine große Isolierkanne, ohne Tasse, ohne Schnabelbecher.

Die Kanne wurde auf den Nachttisch gestellt. Vom Bett her, in flach liegender Position, für mich nicht erreichbar. Das brachte mich um meine Fassung, ich konnte nur noch weinen.

Keine der Tagschwestern aus dieser Schicht kam auf die Idee, dass ich mich gerne waschen würde, zumindest Hände und Gesicht, denn immer noch war flaches Liegen angesagt. Nicht einmal die geringste Grundpflege wurde mir zuteil. Ich lag da und hielt aus.

Es bedarf keines Überschwangs an Freundlichkeit. Auch weiß ich durchaus um den Mangel an Pflegepersonal, aber sicher kann sich jeder ein gewisses Maß an Taktgefühl leisten. Kurz angebunden gingen manche Informationen auf mich ein. »Frau Hänle, jetzt wird die Drainage gezogen. Danach bleiben Sie noch eine Stunde liegen, bevor Sie aufstehen und sich waschen.« Dabei darf man das erste Mal nach einer schweren Operation nur im Beisein der Physiotherapeutin aufstehen. Auch war es die Physiotherapeutin, die mich über ein striktes Sitzverbot informierte. Die Schwestern wussten auf meine Nachfrage nicht Bescheid.

Bevor ich das erste Mal aufstehen würde, wollte ich gerne den Blasenkatheter gezogen bekommen. Nach eineinhalb Stunden und dreimaligem freundlichen Nachfragen kam endlich eine Krankenschwester. Sie zog den Katheter, was nicht ganz fachmännisch ablief, doch das Schlimmste: Sie ließ mich einfach liegen, aufgedeckt, in der Netzhose mit der nicht mehr frischen Einlage. Selbst konnte ich mir keine Unterhose anziehen. Ich fühlte mich erniedrigt, unwohl und schmutzig.

Meine Schmerzen musste ich unnötig lange aushalten. Auf das Klingeln kam eine Schülerin und sagte in schnippischem Ton, dass sie mein Anliegen weitergeben würde. Eine Stunde später klingelte ich erneut, schon zögerlich. Es dauerte eine weitere halbe Stunde, bis ich die schmerzlindernde Infusion erhielt.

Am vorletzten Tag meines Klinikaufenthaltes kam eine Schwester aus ihrem Urlaub zurück. Unter ihrer Leitung lief plötzlich alles sehr gut. Sie trat kompetent und fürsorglich auf, konnte auch die Schülerinnen gut anleiten. Ich weiß, wovon ich spreche, denn ich arbeitete früher als Kinderkrankenschwester im Pflegeberuf.

Fünf Tage nach der zweiten Operation wurde ich aus dem Krankenhaus entlassen – an Krücken und in einem weitaus schlechteren Zustand als bei der Aufnahme. Daheim plagten mich Nacht für Nacht extrem starke Nervenschmerzen in der Leiste, im Steiß und im rechten Bein. Mein langjähriger Schmerztherapeut verordnete mir ein Medikament aus der Gruppe der Antikonvulsiva, das unter anderem bei neuropathischen Schmerzen Verwendung findet.

Es gibt Medikamente, die nicht zu den klassischen Analgetika (Schmerzmedikamente) gehören. Man bezeichnet sie als Ko-Therapeutika. Obwohl sie ursprünglich für andere Krankheitsbilder entwickelt wurden, tragen sie bei bestimmten Schmerzarten zur Schmerzlinderung bei.

Solche Ko-Therapeutika sind zum Beispiel Antikonvulsiva (Medikamente gegen Epilepsie – Krampfanfälle) und Antidepressiva (Psychopharmaka). Sie blockieren bestimmte Rezeptoren an den Nervenzellen, wodurch weniger Schmerzinformationen an das Gehirn und in das Bewusstsein gelangen.

Vor der anstehenden Anschlussheilbehandlung sollte ich mich eine Woche daheim erholen. Zu Beginn ging es mir noch so schlecht, dass mich mein Schmerztherapeut nicht für rehafähig hielt. Bis zum Ende der Woche hatte ich mich jedoch soweit erholt, dass ich die Reha antreten konnte.

Da ich nicht in der Lage war, mich alleine zu versorgen, bekam ich ein Zimmer auf der Pflegestation zugewiesen. Nach den aktuellen Erfahrungen im Krankenhaus hatte ich einen Horror vor der Pflegestation, weshalb mich Lothar die ersten beiden Wochen begleitete.

Wegen der starken Nervenschmerzen wurden das Opiat und das Antikonvulsivum immer höher dosiert. Ich kannte mich bald selbst nicht mehr. Ich war zeitweise sehr verwirrt, die Bilder vor meinen Augen verschwammen und bewegten sich ruckartig hin und her. Ich hatte Konzentrationsstörungen und einen instabilen Kreislauf. Bei Nacht fand ich kaum in den

Schlaf, Alpträume plagten mich. Zusätzlich belastete mich, medikamentenbedingt, eine schwere Obstipation (Verstopfung).

Für die Fußheberparese wurde mir eine Orthese angepasst. Ich konnte mich selbst an Krücken nur mühsam vorwärts bewegen, der Rücken und das Bein versagten mir schnell ihre Dienste. Weitere Strecken wurde ich zu Beginn der Reha im Rollstuhl gefahren. Mein behandelnder Arzt war kompetent, fürsorglich und freundlich, die Schwestern sehr zuvorkommend und aufmerksam. Meine Physiotherapeutin zeigte sich von einer besonderen Achtsamkeit, versuchte meinen Allgemeinzustand mit Akupunktmassage zu verbessern, was ihr teilweise sehr gut gelang.

Sechs Wochen nach der Reha hatte ich einen Kontrolltermin bei Dr. T. Er beschönigte nichts, sprach mir Mut zu. Der lange und chronische Verlauf der Wirbelsäulenerkrankung erschwere die Besserung und erfordere viel Geduld von mir. Dass dies nicht leicht sei, ich mit diesem Ergebnis nicht zufrieden sein könne, verstehe er gut. Er würde an meiner Stelle genauso empfinden. Anstatt der Krücken verordnete er mir einen Rollator. Dieser sei für den Rücken entlastender. Sechs Wochen später sollte ich mich nochmals bei ihm vorstellen.

Chronologie Teil 3

»Es könnte schlimmer sein«, sagt ein irisches Sprichwort.
Mein persönliches lautet, »schlimmer geht immer.«

Im Verlauf der folgenden Monate nahmen die Schmerzen und Beschwerden von der LWS her weiter zu. Die Operation zeigte überhaupt keinen Nutzen. Ich war manchmal sehr deprimiert und trotzdem zuversichtlich, reagierte mitunter aber auch wütend auf aufmunternde oder wohlgemeinte Aussagen, weil diese in meinen Augen oft nicht der Realität entsprachen. Meine häuslichen Aufgaben mussten auf die Familie verteilt werden. Seit einiger Zeit schon habe ich eine Zugehfrau, die wöchentlich den Großputz bestreitet. Eine unendlich gute und verlässliche Hilfe, für die ich sehr dankbar bin.

Mein Schmerztherapeut passte die Medikamentendosis immer wieder neu an. Zeitweilig konnte ich nur noch am Rollator oder an Krücken gehen. Sitzen, gehen, stehen war nur minutenweise möglich. Liegen wurde zu meiner Hauptaufgabe.

Zu den bestehenden Problemen in der Lendenwirbelsäule traten neue in der Halswirbelsäule auf; zwei Bandscheibenvorfälle mit starker Nervenbeteiligung und Lähmungserscheinungen im linken Arm. Wieder versuchte man über mehrere Monate hinweg, die Beschwerden mit konservativer Behandlung zu verbessern. Leider ohne Erfolg.

Im März 2012 wurde ich ein weiteres Mal von Dr. T operiert.

Im ersten Schritt entschied sich der Arzt für die Versteifung des fünften und sechsten Halswirbels. Der dort gequetschte Nerv war bereits bläulich verfärbt, wie er mir nach der Operation mitteilte. Die Bandscheibe wurde entfernt, die Nervenwurzel entlastet. Zur Stabilisierung der Wirbel wurde ein

PEEK Cage (Abstandhalter) in den Bandscheibenraum eingebracht.

Dr. T hatte sich an meine Blutungsneigung erinnert und legte vorsorglich ein Medikament zur Blutstillung bereit. Tatsächlich kam es auch bei dieser Operation zu einer außergewöhnlichen Blutung, die diesmal an Ort und Stelle behandelt werden konnte.

Bei einer späteren Untersuchung in einem speziellen Blutgerinnungslabor erkannte man, dass ich unter einer Thrombopathie (Blutgerinnungsstörung) litt, die unter Umständen lebensbedrohlich sein kann. In Zukunft würde ich vor allen operativen Eingriffen ein spezielles Medikament bekommen, dass für eine ausreichende Blutgerinnung sorgen würde. Auch muss ich immer einen Notfallausweis mit mir tragen, damit ich im Falle eines Unfalles immer richtig behandelt werden kann.

Die Operation verlief zunächst gut, ich erlebte eine deutliche Verbesserung der Schmerzen und Gefühlsstörungen. Einige Wochen später kam es jedoch zu einem herben Rückschlag. Neben den früheren Beschwerden traten neue auf.

Ich konfrontierte Dr. T per E-Mail damit, er zeigte jedoch keine Präsenz. Auf frühere Mails hatte er immer geantwortet. Jetzt fühlte ich mich von ihm alleingelassen.

Juni 2012. In Panik versetzt, nicht wissend, was mit mir geschieht, holte ich den Rat eines unabhängigen Arztes ein. Das Ergebnis war ernüchternd: Der eingesetzte PEEK Cage ist nach ventral disloziert, nach vorne herausgerutscht. Der entsprechende Nerv in den linken Arm wird erneut bedrängt. Zusätzlich drückt der Cage auf meine Speiseröhre. Flach auf dem Rücken kann ich kaum mehr liegen, zudem bleibt mir wortwörtlich das Essen im Hals stecken. Überdies haben die Operationen an der Lendenwirbelsäule meine Beschwerden verschlimmert. Bedingt durch die Nachblutung zeigen sich im Operationsgebiet peridurale Vernarbungen an der L5-Wurzel. Narbengewebe hat die Tendenz immer weiter zu wuchern. Die S1-Wurzel ist massiv geschädigt, entzündet und dick geschwollen. Eine Erholung ist hier kaum zu erwarten.

Es gibt einen Begriff für nicht gelungene Operationen an der Wirbelsäule: Failed-Back-Syndrom (failed = gescheitert, back = Rücken) Weitere Diagnosen: Osteochondrose (durch Abnutzung der Bandscheiben bedingte knöcherne Veränderungen), Instabilität der Wirbelsäule im Bereich der unteren Lendenwirbel, höhergradige Wirbelgelenkarthrose, Spondylose (Erkrankung der Wirbelkörper, die auf eine degenerative Schädigung zurückgeht). Der Arzt sprach die Empfehlung zu einer intrathekalen Medikamentenpumpe mit Morphin aus.

Mit dieser Diagnose und der therapeutischen Empfehlung des unabhängigen Arztes wandte ich mich an meinen langjährigen Schmerztherapeuten, Dr. J. Er wiederum überwies mich zur Beratung bezüglich der Medikamentenpumpe an Dr. M, einen Kollegen mit viel Erfahrung in Sachen Schmerzpumpen und Nervenstimulatoren. Ein Termin folgte zeitnah.

Dr. M begegnete mir sehr freundlich und zuvorkommend. Er nahm sich viel Zeit, hörte mir aufmerksam zu, las sorgfältig die Befundberichte, sprach danach ebenfalls eine Empfehlung für die Morphinpumpe aus.

Um sicher zu gehen, dass man von neurochirurgischer Seite aus nichts versäumen würde, verwies er mich zu einer letzten Abklärung an einen Neurochirurgen seines Vertrauens. Bei ihm unterzog ich mich mehreren diagnostischen Infiltrationen, die über einige Wochen verliefen. Dr. M stellte unterdessen einen Antrag für die Genehmigung der Medikamentenpumpe bei meiner Krankenkasse.

Psychotherapie

»Menschen sind wie Kirchenfenster. Wenn die Sonne scheint, strahlen sie in allen Farben, aber wenn die Nacht kommt, kann nur ein Licht im Innern sie voll zur Geltung bringen.«

Elisabeth Kübler-Ross

Parallel zu all diesen Interventionen begann ich im Januar 2011 mit der Psychotherapie bei Frau A.

Schon seit 2007 konsultierte ich in unregelmäßigen Abständen eine Psychologin, die mir, mit zunehmender Intensität meiner Beschwerden, zu einer regelmäßigen Therapie riet. Bei ihr selbst war es nicht möglich. Sie sprach sich für Frau A aus, die ihrer Meinung nach gut zu mir passen könnte. In ihrer Annahme lag sie ganz richtig.

Für mich war und ist die Psychotherapie ein überlebenswichtiger Anker. Sie hilft mir, mein Leben mit dem Schmerz so gut wie irgend möglich zu bewältigen, die ständig hinzukommenden Hürden besser zu nehmen.

Seit Herbst 2010 schreibe ich viele meiner Erlebnisse, Probleme und Gedanken auf. Ich kann mich schriftlich oft besser ausdrücken als verbal, vermutlich aus dem ganz einfachen Grund: Ich muss das Gesagte nicht selbst hören, denn das Hören verschärft manche Situation. Habe ich das, was mich bewegt, einmal geschrieben, verliert es oft an Schrecken oder klingt beim Nachlesen und Aussprechen nicht mehr ganz so bedrohlich.

Ich halte auch schöne Dinge schriftlich fest, obwohl sie zurzeit seltener sind in meinem Leben. Doch sind es gerade die kleinen Dinge, die unvermuteten Besuche, die überraschenden Gespräche, die mein momentan schwieriges Leben lebenswerter machen. Man muss jedoch bereit sein, diese Aufmunterungen zu erkennen und anzunehmen, was mir einmal leichter, einmal schwerer fällt.

Manche Begebenheiten oder Begegnungen enden bei mir in Sprachlosigkeit, Wut oder Traurigkeit. Sie lassen mich manchmal weinen, weil ich aus irgendwelchen Gründen mit der gegebenen Situation und in diesem Moment nicht klarkomme. Darum halte ich sie fest, schreibe sie auf, manchmal nur für mich, manchmal auch als Bewältigungsbrief an meine Psychologin. Von ihr kam die Idee, dass ich aufschreiben könnte, was mir im Leben wichtig sei. Das habe ich umgesetzt und erst einmal angefangen, kam eins zum anderen. Daraus ist letztendlich meine Geschichte entstanden.

An dieser Stelle möchte ich Frau A von Herzen danken. Ich denke, dass sie weiß, wie sehr sie mir beisteht. Sie geht sehr individuell und mitfühlend auf mich und meine Bedürfnisse ein. Weder verniedlicht sie das, was mich belastet, noch macht sie die Begebenheiten übergroß. Sie nimmt mich sehr ernst und weiß, dass es eine große Herausforderung und Belastung ist, mit chronischen Schmerzen zu leben.

Immer wieder finden wir in unseren Gesprächen neue Wege. Frau A behält die Ruhe, was ungemein beruhigend auf mich wirkt. Wir können auch miteinander schweigen, die Momente aushalten, für die es keine Worte gibt. Sie erinnert mich immer wieder an meine Grenzen, wenn es sein muss, auch mal energisch, weist mich sanft auf ein mich selbst belastendes Fehlverhalten hin. Sie unterstützt mich in meinen Ansichten, drängt mich nicht zu Entscheidungen. Sie lässt mir die Zeit, die ich brauche, um mit meinem Herz ebenso zu begreifen wie mit meinem Verstand. Ich kann mich immer auf sie verlassen, was zu einem großen Vertrauen in sie führt.

Ich bin glücklich und dankbar, dass sie für mich da sein kann.

Sie zählt mit zu meinen Lebensrettern, zu den Menschen, die mich schützend und stützend auf meinem Weg begleiten, den ich schon lange nicht mehr alleine beschreiten könnte.

Nach fünf probatorischen Sitzungen stellte Frau A einen Antrag bei der Krankenkasse auf Psychotherapie. Sie möchte mich therapeutisch darin unterstützen, einen besseren Umgang mit mir selbst und mit meinen reduzierten körperlichen Kräften zu finden. Die Therapie soll meiner Entlastung dienen. Meine Schwierigkeit besteht darin, dass ich mir selbst nicht mit Liebe begegnen kann, da ich indirekt mit meinem Körper hadere ob seiner Schwäche. Ich muss lernen, mich mitzuteilen, meine Mitmenschen zu informieren, vor allem: mich selbst ernst und wichtig zu nehmen. Ich muss mich meiner nicht schämen. Ich bin, wie ich bin, muss lernen, mich auch so anzunehmen.

Gemeinsam machten wir uns auf, einen gangbaren Weg für mich zu finden. Es war noch lange nicht die Zeit, den Fokus auf Neues zu lenken. Erst einmal musste ich lernen, mich im Rahmen meiner körperlichen Grenzen zu bewegen.

Das liest sich so einfach, so leicht. Dabei war und ist es immer noch sehr schwer, mein aktives Leben an meine stark verminderten Kräfte anzupassen und auf so viel Schönes im Leben zu verzichten. All das loszulassen, was mein Leben ausmacht, tut in der Seele weh.

Nicht nur zu spüren, sondern auch zu verarbeiten, dass mein Körper nicht mehr kann, was mein Kopf will, würde Zeit brauchen.

Herbst 2011, während einer Therapiestunde bei Frau A.

Ich war wütend, traurig und uneinsichtig, hatte Tage zuvor einmal mehr meine körperlichen Grenzen überschritten. Vermehrte Schmerzen waren die Folge. Mit ihrer energischen Aussage, ich könne mich nicht mit gesunden Menschen vergleichen, da ich eben krank sei, stellte mich Frau A auf den Boden der Tatsachen. Das war fast nicht auszuhalten. Trotz meiner Betroffenheit dauerte es noch ein weiteres halbes Jahr, bis ich diesen Satz ernsthaft verarbeitet und angenommen hatte.

In kleinen Schritten geht es voran, das Einsehen, das Lernen, das Akzeptieren. Ich weiß nicht, wohin mich mein Weg führen wird. Doch bin ich nicht alleine auf diesem Weg, und das ist gut.

Was mir für mein Leben wichtig ist

Familie, Selbstwertgefühl, Freunde, Gespräche, Respekt und Toleranz, Dankbarkeit, Glück, Freude – auch Freud und Leid, Freiraum, Leben und erleben!

Meine Familie ist mir sehr wichtig. Sie bietet mir großen Halt, gibt mir viel Unterstützung. Vor allem Lothar, der alle Belastungen mit mir trägt und erträgt. Unermüdlich nimmt er mir alles ab, was ihm nur möglich ist und mir Erleichterung verschafft. Dennoch fühlt er sich in meinen schlechten Phasen einer Hilflosigkeit ausgesetzt, die sich durch sein Tun nicht kompensieren lässt. Meine Psychotherapeutin sagt, dass er mir nicht alles abnehmen könne, dass ich die Schmerzen alleine tragen müsse, dass es ausreiche, wenn er in solch einer Situation einfach nur für mich da ist.

Auch für unsere erwachsenen Kinder ist es nicht leicht zu sehen, dass es mir nicht gut geht. Jeder muss für sich einen Umgang mit der Situation finden. Reden ist wichtig, dient der Entlastung, immer in Bezug auf die jeweilige Persönlichkeit des Kindes.

Im Laufe der letzten Jahre hat meine Familie für mich eine noch tiefere Bedeutung bekommen. Ohne sie könnte ich mein Leben mit all den Schmerzen und Einschränkungen gar nicht ertragen. Umgekehrt werde auch ich von meinem Mann und meinen Kindern gebraucht. Allein meine physische Anwesenheit sei für sie wichtig, wie sie mir immer wieder beteuern. Solch ein Wissen bedeutet viel, wenn man sich selbst oft weniger wert vorkommt.

Ein gewisses Maß an Selbstwertgefühl ist substanziell. Ist man krank, nimmt das Selbstwertgefühl Schaden, zumindest meines. Inzwischen muss ich mir viele meiner Pflichten und Arbeiten – von meinen Freuden rede ich erst gar nicht – aus der Hand nehmen lassen, weil ich sie nicht mehr alleine bewältige. Das schmälert mein Selbstwertgefühl und manches Mal komme ich mir ziemlich nutzlos vor. Ich fühle mich in einer Art Abhängigkeit gefangen, bin auf Helfer angewiesen, muss zugleich damit zufrieden sein, wie und wann diese Helfer die Arbeiten für mich ausführen. Mitunter werde ich bei solchen Anlässen sehr wütend, weil sie mich an meine Unzulänglichkeiten und Grenzen erinnern.

Noch schlimmer ist es, wenn ich krankheitsbedingt nicht selbst Auto fahren kann. Meine Selbstständigkeit ist vorübergehend ganz dahin, worunter mein Selbstwertgefühl noch mehr leidet.

»Menschen, die einem am Herzen liegen erkennt man daran, dass sie einem nicht mehr aus dem Kopf gegen.«

Sprichwort

Was wäre man ohne Freunde. Sie sind für mich Menschen, auf die ich mich in allen Lebenslagen verlassen kann. Die mir gut gesinnt sind, mir aber auch kritisch gegenüberstehen. In deren Gegenwart ich mich wohlfühle. Die ich wertschätze, so wie sie mich. Mit denen ich auf eine gewisse Art verwurzelt bin. Für die ich liebevolle Gefühle hege. Denen ich mich anvertrauen kann, genauso, wie sie auf mich vertrauen können. Menschen, die ich als Freunde bezeichne, sind mir wichtig und wertvoll.

Eng verbunden mit Freunden sind die Gespräche mit ihnen. Ich liebe gute Gespräche, bei denen Zuhören ebenso wichtig ist wie das Reden. Beispielsweise mag ich kaum mehr über banale Dinge reden, weil dies manchmal nur unnötig Kraft kostet. Es gibt Menschen, zu denen ich sehr wenig Kontakt habe – und doch stellt sich schon bei den ersten Worten ein Gefühl der Geborgenheit ein, als hätten wir uns erst gestern gesehen oder gesprochen. Leider passiert auch das Umgekehrte, ich lasse bisherige Freundschaften los. Darüber hinaus gibt es Menschen, mit denen ich mich vorwiegend per Mail ›unterhalte‹. Durchaus können auch auf diese Art eine tiefgreifende Kommunikation und Verbundenheit entstehen.

Ich vermisse sehr die spontanen Gespräche und Begegnungen mit den vielen Menschen in den unterschiedlichsten Lebenssituationen, auf die ich seit meiner Erkrankung weitestgehend verzichten muss.

»Der Mensch ist die Medizin des Menschen.«
Weisheit aus Afrika

Respekt und Toleranz bedeuten auch Wertschätzung und sind immens wichtig. Im Zusammenhang mit meiner Krankheit begegne ich vielen Menschen. Fremden Menschen. Ärzten, Schwestern, Therapeuten, Untersuchungshelfern. Diesen unbekannten Menschen soll ich Vertrauen schenken, vor denen muss ich mich entblößen und durch Gespräche oftmals mein Innerstes nach außen kehren. Vor allem möchte ich im Zusammenhang mit einer Untersuchung oder einem therapeutischen Eingriff respektiert werden. Meine Fragen und eventuell auftretende Ängste sollen toleriert und ernst genommen werden. Leider passiert es immer wieder einmal, dass mir ein gewisser Respekt versagt bleibt. Nicht böswillig oder willkürlich, eher unbedacht.

Eine Erfahrung als Patientin:
Bei mir soll eine Infiltration einer Nervenwurzel im Bereich der Lendenwirbelsäule durchgeführt werden.

Eine Arzthelferin bittet mich in den Behandlungsraum, in dem der Eingriff stattfinden wird. Ich möge mich bitte gleich auf die Liege legen, der Arzt käme sofort.

Ich folge ihren Anweisungen, mache die Körperstelle, die angespritzt werden soll, frei und lege mich auf den Bauch, warte und halte aus. Die Bauchlage tut mir nicht gut.

Endlich kommt der Arzt, ein Kollege meines behandelnden Neurochirurgen, der zurzeit im Urlaub ist. Aufgrund meiner Bauchlage kann ich diesen mir unbekannten Arzt nicht sehen. Er gibt mir kurze Anweisungen, erklärt in wenigen Worten, was er machen wird, dann unterhält er sich mit der Arzthelferin. Den Inhalt der Worte kann ich nicht verstehen, sie reden sehr leise und lachen viel dabei.

Ich habe Fragen zu dieser Behandlung, die ich auch stelle. Die Antworten kommen kurz. Erneut Geflüster, erneut Gelächter. Ich habe das Gefühl, sie lachen über mich. Arzt und Helferin haben keinerlei Respekt vor mir, vor meiner Lage, davor, wie ich mich fühlen könnte.

Eine Erfahrung aus dem privaten Bereich:
Ein Sonntag beim Frühstück. Ich möchte eine minimale Veränderung in der Haushaltsstruktur besprechen. Meine Familie sieht in meinem Anliegen keine Notwendigkeit. Könnte ich, wie ich wollte, wäre das gar kein Thema, ich würde das Problem selbst lösen. Durch mein Kranksein kann ich leider nicht, wie ich will. Das Thema wird groß, für mich zu groß. Ich ziehe mich zurück, räumlich und mental.

Eine eiserne stachelige Hand legt sich um mein Herz, der Druck im Magen nimmt zu, der Hals wird mir eng. Eine Welle aus Übelkeit steigt in mir hoch, vor Wut, vor Trauer, vor Einsamkeit. Ich muss weinen, wie so oft, wenn sich aus scheinbaren Unwichtigkeiten ein unüberschaubarer Berg vor mir auftürmt. Der Respekt bleibt aus. Unwissentlich. Unbeabsichtigt. Nicht vor meiner Person, sondern vor meiner Unzulänglichkeit hinsichtlich des Krankseins.

Übersetzt: Ich muss zufrieden sein mit dem, wie es die anderen machen, wie sie entscheiden, für mich mit entscheiden. Ich selbst habe in mancher Hinsicht keine Stimme mehr.

»Sei auch für die kleinen Dinge im Leben dankbar.«
Chinesisches Sprichwort

Dankbar wofür, könnte ich fragen. Dankbar für die gesundheitliche Krise, in der ich viele körperliche und seelische Schmerzen ertragen muss und oft nicht mehr weiß, wohin mich mein Leben noch führen wird? Zum Glück bin ich nicht nur krank. Es gibt viele Dinge in meinem Leben, für die ich dankbar bin. Beispielsweise erlebe ich es fast schon als Wunder, dass ich vier gesunde Kinder bekommen habe und unbeschadet ins Erwachsensein entlassen konnte. Ich bin dankbar für die lieben Menschen, die meinen Weg begleiten, dankbar dafür, dass ich auch die schönen Dinge im und am Leben sehen darf, sehe und höre durch meine Langsamkeit Dinge – vor allem in der Natur – die ich früher nicht beachtet habe.

Ohne Zweifel prägt die Krankheit mein Leben, was mich mitunter mehr erzürnt und bekümmert als dankbar macht. Und doch öffnet mir die Krankheit den Blick für das, was mir im Leben wichtig ist.

Dazu gehört auch das Glück.

»Jeder Mensch ist nur so glücklich, wie er sich zu sein entschließt.«
Irische Weisheit

Trotz meinem Kranksein erlebe ich viele Glücksmomente.

Glück ist subjektiv. Was der eine als Glück ansieht, muss dem anderen noch lange nicht so vorkommen. Man hat kein Anrecht auf anhaltendes Glück und ein sorgenfreies Leben. Ich selbst kann nicht sagen, dass mich das Glück verlassen hat, nur weil ich krank geworden bin.

Glück im Unglück.
Auch unschöne Erfahrungen kann man indirekt als Glück bezeichnen. Sie regen häufig zu neuen Überlegungen an, lassen einen frischen Wind in manche verkrusteten Gedanken einströmen.

»Die meisten Menschen wissen gar nicht, wie schön die Welt ist und wie viel Pracht in den kleinsten Dingen, in irgendeiner Pflanze, einem Stein, einer Baumrinde oder einem Birkenblatt sich offenbart«.

Rainer Maria Rilke: Blick für Kleinigkeiten

Sich kleinen wie großen Freuden hinzugeben, verbessert das Gesamtbefinden eines jeden Menschen. Quantität und Qualität der Freuden bestimmt dabei jeder Einzelne für sich selbst.

Zu meinen großen Freuden gehörten: regelmäßiger Sport, ein Urlaub oder Ausflug, Motorradfahren, Feste und ungezwungene Treffen mit Freunden und ganz besonders das Trommeln.

Krankheit und Schmerzen zwangen mich, von diesen Freuden Abschied zu nehmen. Zurück blieb eine große Leere. Meine Welt brach zusammen. Ich verlor einen Teil meines Lebens, sah zunächst alles schwarz, wollte mich im Grunde gar keinen neuen Freuden öffnen. Die Trauer um Verlorenes war viel zu groß. Paradoxerweise aber brauchte ich Freuden, um Krankheit und Schmerz besser zu ertragen.

Mit jedem kleinen Schritt in Richtung Annahme der Krankheit erkenne ich zunehmend wieder die kleinen Freuden im Leben. Werde achtsamer dem gegenüber, was sich um mich herum abspielt. Lasse Neues in mein Leben hinein.

Das Leben besteht aus Gegensätzen. Und so gehört zur Freude auch unweigerlich das Leid. Vermutlich sind Freud und Leid gleichmäßig verteilt in einem Menschenleben. Leider erkennt man das Leid deutlicher, empfindet es stärker als die Freude. Freude wird eher als selbstverständlich angenommen. Keiner beschwert sich über das Leichte im Leben. Es scheint, als würden Freud und Leid mit unterschiedlichem Maß gemessen. Das Leid will man viel weniger akzeptieren als seinen Begleiter. Doch Freud und Leid gehören zusammen. Ohne Leid könnte man die Freude nicht in ihrem ganzen Ausmaß schätzen, ohne Freude könnte man das Leid gar nicht ertragen.

›Freiraum! Nur ein Traum? Wunsch nach Flucht? Gier der Sehnsucht?
Freiraum! Wächst langsam und stet, wie ein Baum Richtung Licht. Erkennst du es nicht?
Freiraum! Verborgen in mir, mein größter Schatz, mein heimlicher Platz.
Freiraum! Melancholie. Fühlen und Denken zwischen Frust und Lust.‹

Freiraum ist für mich überlebenswichtig. Der Freiraum ist der Rahmen, in dem sich jeder Einzelne innerhalb seiner persönlichen und familiären Möglichkeiten frei bewegen kann. Um mich herum herrscht oftmals eine beträchtliche Enge. Ich bin immer da, vor Ort, präsent. Muss alle und alles ertragen. Mein Wunsch, meine Sehnsucht nach mehr persönlichem Freiraum ist manchmal sehr groß. Dann möchte ich einfach weggehen, die Türe hinter mir zufallen lassen, dem alltäglichen Chaos den Rücken kehren. Der Enge entfliehen, um Luft zu holen.

Durch die Not, nicht einfach weggehen und ausbrechen zu können, suche ich den Freiraum in mir selbst. Dort kann ich mir Räume und Orte einrichten, in und an denen ich mich wohl und geborgen fühle. Meine Schutz-, meine Traumzone. Dieser Freiraum gehört nur mir alleine, hier kann ich all meine

›Schätze‹ sammeln. Diesen Freiraum gilt es zu bewahren, zu verteidigen, zu behaupten, zu schützen.

›In den Tag leben, unbeschwert leben, spontan leben, mit Freude leben, einfach mal machen, ohne eventuelle Konsequenzen zu beachten, das Leben nicht immer so ernst nehmen. Das Leben leben!‹

Das Leben zu leben, ohne sich pausenlos Gedanken um den nächsten Schritt zu machen, ist eine meiner Grundeinstellungen, zu der auch meine Unbeschwertheit, meine mir eigene Art von Naivität, mein Optimismus und meine Zuversicht gehören. Grundsätzlich lebe ich gerne, auch wenn es oftmals bitter ist zu erkennen, dass nun die Krankheit einen großen Teil meines Lebens bestimmt. Eines Lebens, das in manchen Punkten nicht meiner Vorstellung entspricht. In anderen aber durchaus. Es ist ja nicht alles verlorengegangen.

Ich kann nicht generell behaupten, dass ich keine Freude mehr am Leben habe. Ich kann aber mit Bestimmtheit sagen, dass mir der Teil meines Lebens, der die Krankheit beinhaltet, keine Freude macht. Aber wer bestimmt hier? Kann ich wählen? Bedingt ja. Nicht das Was, Wann, Wo und Warum. Aber in gewissem Maße das Wie.

Es liegt an jedem Einzelnen selbst, wie er sein Leben mit der Krankheit gestalten möchte. Einen äußeren Rahmen gibt es in jedem Leben. Hierhinein gilt es, etwas Neues zu gestalten. Bestehende Ressourcen kann man dazu benützen, Neues auszuprobieren, neue Wege zu entdecken. Wege, auf denen es sich zu gehen lohnt, trotz Krankheit und Schmerz. Ja, das erfordert Geduld, dazu braucht man Hoffnung, man wird immer wieder mit seinen Grenzen konfrontiert. Aber genau das erlebt man auch in einem gesunden Leben.

Begegnungen mit mir selbst und anderen

»Es hängt von einem selber ab, wie einen seine Erfahrungen verändern.«

Aus dem Buch Der Klang der Sehnsucht
Manisha Jolie Amin und Ursula Gräfe

Juni 2012. Auf meinem Lebensweg begegne ich immer wieder auch mir selbst. In meinem Tun, in meinem Denken und wie mich diese Gedanken lenken, zu welchen Schritten sie mich verleiten, zu welchen Schlüssen sie mich bewegen.

Zum Beispiel: Eines der Medikamente, das gegen die Nervenschmerzen wirkt, belastete mich mehr und mehr. Ich nahm an Gewicht zu, fühlte mich körperlich sehr unwohl, mein Denken und Reden waren verlangsamt, ich war nicht mehr ich selbst. Dieser reduzierte Zustand ließ sich nicht mehr tolerieren, weshalb ich meinen Schmerztherapeuten bat, das Medikament abzusetzen. Das Mittel sei in seiner Wirkung sehr gut, meinte er, doch könne er meine Einwände verstehen.

Vier Wochen nach Absetzen des Medikaments hatte ich weitaus mehr Schmerzen, war weniger mobil und belastbar. Doch gab es auch eine positive Seite. Vom Kopf her war ich deutlich klarer, konnte leichter nachdenken, abwägen und handeln. Es war ein gutes Gefühl, wieder ein Stück meiner selbst zurückzuhaben.

Ein weiteres Beispiel: Ich habe lange Zeit nicht registriert, dass ich mich permanent überfordere, habe oft zu hören bekommen, dass ich eine starke Frau sei. Diese Aussage hat mich vielleicht unbewusst darin bestärkt, weiter stark zu sein, hat mir nicht erlaubt, Schwäche zu zeigen.

Dadurch, dass ich versucht habe, keine Schwächen zu zeigen und nichts von meinen Nöten nach außen durchdringen zu lassen, habe ich kein ausreichendes Gefühl für mich selbst entwickelt. Habe nicht gelernt, meine Grenzen zu spüren und rechtzeitig zu erkennen, wenn mir etwas zu viel wird. Habe nicht gelernt, auf meine eigenen Bedürfnisse einzugehen.

Warum ich bin wie ich bin, liegt sicher auch im Ursprung meiner Kindheit; an der Zeit, in der ich aufgewachsen bin, an der Stellung, die ich in meiner Familie und meinem Freundeskreis innehatte, an meiner eigenen Persönlichkeit. Womöglich haben meine Erfahrungen von früher eine negative Auswirkung auf den Umgang mit mir selbst und meinem Kranksein, spiegeln sich im Verhalten mir gegenüber wider.

Aber! Es ist, wie es ist. Was war, lässt sich nicht ändern. Inzwischen bin ich erwachsen und für mich selbst verantwortlich, weshalb es an mir liegt, einen anderen Umgang mit meiner Situation zu finden.

Auch der jetzige Lebensabschnitt ist, wie er ist.
Mit all seinen üblen Facetten lässt er sich nicht oder höchstens bedingt ändern. Dennoch kann ich mein Möglichstes geben, ihn anzunehmen, kann versuchen, das Beste daraus zu machen. Dahingehend haben mich meine Erfahrungen der letzten beiden Jahre schon weit gebracht. Und es scheint, dass gerade die Auseinandersetzung mit meiner Geschichte mir die nötige Stärke verleiht, um gegen die jetzigen widrigen Umstände zu trotzen. Einmal mehr lässt sich sagen, es ist, wie es ist. Auf diesem Gedanken beruht der Titel für dieses Buch.

Weil ich nicht ausreichend auf mich geachtet habe, habe ich auch die krankhaften Anzeichen meines Körpers nicht wahrgenommen, mit denen er mich aufgefordert hat, langsamer zu machen. Die Krankheit ist mit anhaltender Gier und Stetigkeit über mich hergefallen, hat mir Schmerzen und Einschränkungen auferlegt, hat all mein Tun und Wirken zunichte gemacht. Bis heute verleibt sich die Krankheit einen Teil meiner Vitalität und Mobilität, meiner Eigenständigkeit und Freiheit ein. Sie bedient sich an meinem Selbstwertgefühl, so dass ich mir oft nur noch verlassen, klein und hilflos vorkomme.

Als es mir mit der Zeit immer schlechter ging, erhielt ich Hinweise auf Eigenüberforderung – von meinem Schmerztherapeuten, von Therapeuten in der Schmerzklinik, von meiner Psychotherapeutin. All diese Hinweise, die gut gemeint waren und mir verdeutlichen sollten, dass ich an meinem Verhalten mir gegenüber etwas ändern müsste, wollte ich nicht verstehen und noch viel weniger einsehen.

Die Krankheit selber kann ich kaum beeinflussen. Aber den Umgang mit ihr. Leider habe ich das erst reichlich spät verstanden. Ich wollte der Welt beweisen, dass ich mich nicht unterkriegen lasse, wollte ihr meine Stärke aufzeigen. Inzwischen weiß ich es besser. Doch, ich bin stark! Allerdings beinhaltet diese Stärke auch eine Schwäche. Nämlich die, keine Schwäche erkennen zu lassen.

Ich will lernen, aus dieser Schwäche eine Stärke zu machen; eine Stärke, die mir erlaubt, meine Schwäche zu zeigen.

Orientierung

Viele Jahre, viele Wege haben mich hierher geführt, an den bisher tiefsten Punkt meines Lebens. Physisch und psychisch bin ich sehr, sehr müde. Ich irre umher, durch das Labyrinth des Lebens, auf der Suche nach dem richtigen Weg. Meine Familie und meine Freunde begleiten mich durch dieses Labyrinth. Ich kann auf ihre Hilfe zählen, muss mich nur bemerkbar machen. Aber genau das ist es, was ich lernen muss. Mich bemerkbar zu machen. Das bedeutet, mich mitzuteilen, zu sagen, wie es mir wirklich geht. Das bedeutet, mir selbst zuzuhören, mich selbst wichtig und vor allem ernst zu nehmen.

Noch nie hat es eine Zeit gegeben, in der ich mich so intensiv mit mir selbst befasst und mich so wichtig genommen habe. Mitunter kostet es mich viel Überwindung.

Doch endlich bin ich bereit zu lernen, meine Krankheit mit ihren Schmerzen und Einschränkungen als solche anzunehmen, sie nicht mehr als Feind zu betrachten. Ich will lernen, mit der Krankheit zu leben, ihr einen Platz in meinem Leben einzuräumen. Das heißt aber nicht, dass ich mich ihr kampflos übergeben werde. Nein, das heißt, dass ich lernen will, einen guten Umgang mit dem Kranksein, und mit mir selbst zu finden, mir keine Selbstvorwürfe zu machen, mich trotz dieser Schwäche anzunehmen. Aber das heißt auch, dass ich einen Weg finden will, der meine Schmerzen soweit lindert, dass meine Lebensqualität wieder ein vernünftiges Maß erreicht.

In mancher Hinsicht kann ich sehr impulsiv reagieren und sehr ungeduldig sein. Meine Ideen müssen immer gleichzeitig Wurzeln schlagen und Blüten treiben. Wenn ich für etwas brenne, strotze ich vor Ehrgeiz und Disziplin, vergesse darüber auch gerne mal meine Pflichten. Meine schnell aufflammende Euphorie hat mir dabei oft genug ein Bein gestellt und mich am Ende straucheln lassen. Doch dass mich das Leben einmal so beuteln würde, daran hatte ich bisher nicht gedacht. Mein Kranksein lehrt mich Geduld, Regelmäßigkeit und den Blick auf die Realität.

Mein bisheriges Leben ist geprägt durch viele verschiedene Menschen, sowie durch meine angeborenen und auch erworbenen Charakterzüge. Es hat mir positive und negative Erfahrungen beschert, aus denen ich viel gelernt habe und immer noch weiter lerne. Aussagen wie »was wäre wenn« oder »hätte ich mal«, schenke ich mir. Das sind vergeudete Worte.

Das Leben entwickelt sich. Dabei gelangt man immer wieder an Kreuzungen und Ausfahrten, an denen man sich entscheiden muss, in welche Richtung man weiter gehen möchte. Es ist, wie es ist. Keiner weiß, wie es geworden wäre, wenn er sich für einen anderen Weg entschieden hätte.

Die ewige Frage nach dem Warum lässt mich nicht los. Es ist sicher menschlich, dass man nach Antworten sucht, eine Erklärung wünscht. In einer Krisensituation noch mehr als in einer guten Lebensphase.

Grundsätzlich bin ich ein dankbarer Mensch und weiß die glücklichen Umstände in meinem Leben zu schätzen. Dennoch habe ich die guten Lebensphasen und Ereignisse gerne angenommen, ohne nach dem Warum dieser glücklichen Momente zu fragen.

Meine Krisensituation lässt mich mein Leben aus einer neuen

Perspektive beschauen. Dabei muss ich von meinen gewünschten Lebensvorstellungen abrücken, muss mich neu orientieren. Es ist wie ein Jobwechsel. Nur mit dem Unterschied, dass mir das Leben diesen neuen Job aufzwingt. Vermutlich aber wird es sein wie in jedem anderen Job auch. Je fleißiger ich lerne, desto eher werde ich mich darin zurechtfinden.

Schwarze Gedanken

›Endlos müde, erschöpft und kraftlos.
Zerrissen und verzweifelt.
Einschlafen, tief schlafen, ewig schlafen.
Schmerzfrei sein.
Keine physischen und psychischen Qualen mehr erdulden.‹

Anfang Juli 2012. Lothar und ich waren für vierzehn Tage auf Zakynthos. Die Reise sollte im Grunde ein Krafttanken sein. Leider trat das Gegenteil ein. Sie beraubte mich meiner letzten Kräfte.

Die Reise an sich war schon viel zu beschwerlich. Dazu kam, dass mich die Nebenwirkungen eines weiteren Schmerzmedikaments aus der Spur warfen. Ende Juli erging es mir so schlecht, dass mein Wunsch, endlich Ruhe zu haben, übermäßig groß war. Wenn man vom Leben so gerüttelt wird, kommt man unweigerlich an die Grenze zum *Nicht-mehr-leben-Wollen.*

Es gab eine Zeit, in der ich froh und frei sagen konnte, dass meine körperlichen Einschränkungen ja nicht lebensbedrohlich seien. Da schätzte ich mich noch glücklich, »nur« Schmerzen zu haben und keine Krankheit, die vielleicht sogar im Tod endet. Und jetzt? Jetzt war ich an einem Punkt in meinem Leben angekommen, an dem das Thema Leben und Tod einen völlig neuen Stellenwert erlangt hatte.

Früher konnte ich nur erahnen, wie verzweifelt jemand sein muss, der sich seines eigenen Lebens beraubt. Inzwischen erlebe ich diese Verzweiflung hautnah. Eine Verzweiflung, die mir die

Luft nimmt, die mich lähmt, mich weinen, mich schweigen lässt. Eine Verzweiflung, in der ich den Tod dem Leben manches Mal vorziehen würde.

Zuerst haben mich diese schwarzen Gedanken zutiefst erschreckt, habe ich versucht, sie zu verdrängen. Das Paradoxe daran ist – je schlechter es mir geht, desto süßer kommen sie mir vor. Der Wunsch nach Ruhe wächst im gleichen Maß, in dem Verzweiflung, Kraftlosigkeit und Nicht-mehr-Können zunehmen. Zuerst schwirrten diese bedrohlichen Gedanken durch meinen Kopf. Danach sprach ich sie leise aus, nur zu mir selbst. Irgendwann schrieb ich sie an Teresa, danach vertraute ich ihr diese Gedanken auch mündlich an. Wörter und Sätze wie:»Ich kann nicht mehr. Ich mag nicht mehr. Ich mag dieses Leben nicht mehr. Ich kann keine Schmerzen mehr ertragen. Ich bin so endlos müde. Ich will nur noch schlafen, ewig schlafen.« Doch entgegen der erlösenden Vorstellung flüstert mir mein Verantwortungsbewusstsein bisher immer ein, dass ich mich nicht einfach aus diesem Leben davonstehlen darf.

Wenn es mir so schlecht geht, belastet das auch meinen Mann in großem Maß. Ich versuche tapfer zu sein, um ihn zu schonen. Aber je schlechter es mir geht, desto stiller werde ich, was wiederum ein untrügliches Zeichen für meinen Mann ist.

Wie soll man es seinem Allernächsten klar machen, dass man nicht mehr kann, nicht mehr leben will, weil bald jede Stunde eines jeden Tages mit Qual gefüllt ist? Das erfordert Mut! Schrittchen für Schrittchen habe ich mich vorgewagt, gesagt, wie müde ich bin, wie erschöpft.

Eines Tages erlebte ich eine Stunde, in der ich einmal mehr nur noch weinen konnte. In meiner Verzweiflung sagte ich zu meinem Mann, dass ich so nicht mehr leben wolle, keine Kraft mehr habe, um dieses Leben noch lange zu ertragen. Da nahm er mich in den Arm und sagte, dass er das wüsste. Mehr Worte waren nicht nötig.

Mit meiner Psychotherapeutin kann ich offen über meine suizidalen Gedanken reden. Bei ihr habe ich nicht das Gefühl, sie persönlich damit zu belasten. Es ist ihre Professionalität, die mich ihr gegenüber öffnet, in erster Linie aber das tiefe Vertrauen, das ich in sie habe.

Sie nimmt mich ernst, bringt dem, dass ich nicht mehr leben will, so nicht mehr leben will, ein Verständnis entgegen, ein Wissen, ein Mitfühlen ob meiner schwierigen Lebenslage.

Nein, in keiner Weise animiert sie mich zu einem letzten Schritt. Doch entlastet sie mich, indem sie sagt, dass ich mich nicht für die Familie aufopfern müsse, wenn ich keine Lebenskraft mehr hätte. Sie sieht im Moment keinerlei Gefahr für mich, aber eins wäre sehr wichtig, sagt sie. Wenn ich mich entschließen würde zu gehen, dann solle, ja müsse ich meiner Familie die Gelegenheit zum Abschied geben.

Das Thema Tod und Suizid schiebt man im Grunde weit von sich. Derweil ist es so nah, wenn man die Schmerzen nicht mehr aushalten kann, weil sie einen restlos erschöpfen, so dass man keine Lebensenergie, keinen Lebenswillen mehr verspürt.

Bei all meinen Gedanken rund um Leben und Tod bin ich mir meiner vollkommenen Klarheit bewusst. Es gibt nichts, das meinen Kopf verwirrt oder eindämmt, auch die Medikamente lassen mich alles deutlich erkennen.

Die Zuversicht gewinnt langsam wieder Oberwasser

›*Mich gut fühlen, mich wohl fühlen, ich weiß nicht mehr, wie das ist. Mein Körper stresst mich ungemein, lässt meine Psyche rotieren. Ich bin wütend und aggressiv und gleichzeitig sehr traurig, gefangen in mir, weinend und ohnmächtig. Ich werde immer stiller, alles dreht sich in mir. Ich presse den Mund fest zusammen. Eine Welle von Übelkeit steigt in mir auf. Ich möchte kotzen, vor Verzweiflung, vor Wut, vor Schmerz. Meine Seele schreit, es blutet mein Herz. Ich hadere mit Gott, mit mir selbst, still und leise, nach außen kaum sichtbar. In mir jedoch tobt ein Sturm, entwurzelt mein Innerstes, wirbelt alles durcheinander. Ich finde nirgendwo Halt, nirgendwo Ruhe.*‹

August 2012. Von ärztlicher Seite her sind noch nicht alle Register gezogen. Ich hege die Hoffnung, dass ich auf jeden Fall eine Verbesserung erfahren werde, eine Heilung jedoch wird es nicht geben. Mir ist klar, dass ich nicht mehr gesund werde. Diesem Trugschluss war ich lange genug verfallen.

Immer wieder wird einem suggeriert, dass man die Schmerzen bewältigen könne. Dass man die psychische und seelische Ursache dafür suchen und angehen, mit Muskeltraining die Strukturen stärken müsse. Was habe ich nicht alles dafür getan. Ohne Erfolg. Meine Physis wird immer schlechter. Dieses degenerative Geschehen lässt sich nicht aufhalten.

Der Schmerz wird mein lebenslanger Begleiter bleiben. Ein Begleiter ganz persönlicher Art, einem Parasit gleichend, hartnäckig und unerschrocken.

Mein Schmerz lässt sich weder dirigieren noch kontrollieren. Ich muss lernen, mit seiner Existenz zu leben, muss lernen ihn zu respektieren, um so einen toleranten Umgang mit ihm zu finden. Starke Worte, die meinem Hirn entspringen, die mein Verstand verarbeitet, die mein Mund ausspricht, die mein Körper letztendlich ausführen wird, am besten im Einklang mit meinem Herz und meiner Seele. Und das ist der schwierigste Prozess, Herz, Seele und Verstand unter einen Hut zu bekommen. Mein Verstand lässt sich noch relativ leicht von den körperlichen Schwächen überzeugen, nicht aber Herz und Seele. Immer und immer wieder fällt es den beiden schwer, die gegebene Situation zu akzeptieren. Sie wollen an den vergangenen Freuden festhalten, leiden unter dem Verlust des Trommelns, lassen sich nur ungern auf Neues ein. Mein Verstand muss in dieser Richtung arbeiten und nachhelfen. Das erfordert Willen und Kraft und ist viel leichter gesagt als getan.

»Nur Liebe vermag überhaupt jemanden am Leben zu erhalten.«
Oscar Wilde

Bei all dem, was mir widerfährt, wundere ich mich oft selbst, woher die Kraft kommt, die mich immer wieder aufrichtet. Mein Kontingent an Optimismus und Lebensfreude scheint sich kontinuierlich zu erneuern, gibt mir tagein, tagaus neue Hoffnung, neue Zuversicht, neuen Mut.

Ist die Kraft, die mich beständig aufstehen lässt, die Kraft der Liebe? Der Pfarrer unserer Gemeinde besucht mich gelegentlich. Ich mag und schätze ihn seit unserer ersten Begegnung. Mir gefällt seine Einstellung, die er zum Glauben hat. Ein lebendiger Glaube, der mir eine wirkliche Hilfestellung im Leben gibt. Durchaus schöpfe ich Kraft aus den Gesprächen mit ihm. Er macht viele Erfahrungen mit Menschen, die vom Leid geplagt sind. Er kennt diese schweren Momente, für die es keine Worte gibt. Momente, in denen ein Schweigen, ein sanfter Händedruck, eine stille Umarmung oft mehr aussagen als jedes Wort. Ich habe mit ihm darüber gesprochen, dass ich manchmal nicht weiß, woher meine Kraft kommt, und ich manchmal das Gefühl habe, als würde mich jemand tragen. Er sagt, dies sei eine durch die Liebe Gottes gegebene Kraft. Die Überbringer dieser Liebe seien die mir nahestehenden Menschen. Das ist eine schöne Vorstellung.

»Meine Kraft ist in den Schwachen mächtig.«
2. Korinther 12, 9

Die Pfarrerin unserer Gemeinde sagt, von mir ginge so viel Kraft aus, in mir sei so viel Positives, ich würde so viel Licht ausstrahlen.

Sie kennt mich schon lange. Oftmals spielte ich mit meiner Trommelgruppe in ihren Gottesdiensten. Schon damals hätte sie diese besondere Kraft in mir gespürt, sagt sie, eine Kraft, die immer noch da sei, trotz der Krankheit, trotz der Schmerzen, trotz allem Leid. Diese Kraft sei eine von Gott gegebene Kraft.

Ich mache mir viele Gedanken um mein Leben mit dem Schmerz. Und so hoffe ich, dass sich die Ohnmacht gegenüber meinen Schmerzen, meinen Einschränkungen und meinem Ausgeliefertsein verringern lässt.

Ich möchte lernen zu verstehen. Verstehen ist das allererste Gebot im Umgang mit allem, was man lernen möchte. Doch in Sachen Schmerz gibt sich die letzte Unbekannte nicht zu erkennen.

Ich kann zwar manche physiologischen Abläufe begreifen, die zu Schmerzen führen. Der Schmerz selber wird dabei immer etwas Verstecktes in sich tragen. Hier befindet sich die Grenze zwischen Verstehen und der Erkenntnis, dass es auch Dinge gibt, die wir mit unserem Menschenverstand nicht begreifen können.

Hier endet mein eigenes Tun, mein eigenes Denken. Ich gebe mich im Vertrauen aus der Hand.

Hier beginnt mein Gottvertrauen.

Positives Denken

»Die Hoffnung ist der Regenbogen über dem herabstürzenden Bach des Lebens.«

Friedrich Wilhelm Nietzsche

Durch positives Denken soll eine dauerhaft optimistische Grundhaltung erreicht werden, die eine höhere Zufriedenheit und mehr Lebensqualität zum Ziel hat.

Es gibt eine reichhaltige Literatur zum Thema positives Denken! Zwangsläufig glaubte ich diesen Ratgebern. Ich ließ mich von manchen Aussagen und Empfehlungen blenden, zweifelte bei ausbleibendem Erfolg oft an mir selbst und fühlte mich schuldig, setzte mich einem Druck aus, der mir suggerierte, nicht genug zu tun, für mich und meine Gesundheit und gegen den Schmerz.

Heute weiß ich: Der Schmerz lässt sich nicht bewältigen, im besten Falle lässt er sich lindern – ganz sicher aber lässt er sich beeinflussen. Nicht in seiner eigentlichen Stärke, sondern in seiner Wahrnehmung. Er lässt sich zudecken, weich zeichnen. Dabei wirken nicht die positiven Gedanken an sich, sondern die positiven Emotionen, die durch schöne Erlebnisse geweckt werden. Diese Emotionen wirken nicht anhaltend. Oft verbessern sie den Schmerzzustand nur für kurze Zeit, für Momente, für einen Augenblick. Aber wenigstens hat man eine kurze gute Zeit, die wiederum positive Emotionen wecken kann. Es entsteht ein Kreis. Ein positiver Kreis. Ein Engelskreis!

In schlechten Phasen kann ich nicht positiv denken, weil die quälenden Schmerzen eine starke negative Wirkung haben.

Wichtig zu wissen ist, dass man nicht pausenlos positiv denken muss, sondern durchaus hin und wieder jammern und klagen darf, nur sollte die Klage nicht die Überhand gewinnen.

Leider können sich positive Gedanken auch leicht negativ auswirken, wenn man sich durch sie überfordert und so die Schmerzen zusätzlich verstärkt. Von chronischen Schmerzen geplagt, ist man oft in einer Zwickmühle. Man möchte gerne etwas tun; spazieren gehen, sich mit Freunden treffen, seine gewohnten Pflichten und Arbeiten erfüllen, weiß aber zugleich, dass man es unter Umständen nicht schaffen kann. Hier liegen positive und negative Gedanken sehr nah beieinander. Geht es gut, freut man sich und kann glücklich sein, was den positiven Emotionen zuträglich ist. Aber schnell entstehen Ängste, Trauer und Wut, wenn man solche Aufgaben nicht bewältigen kann. Mut und Selbstbewusstsein schwinden, man kann in eine Depression abgleiten.

Ich habe für mich gute Strategien entwickelt. Mit Hilfe meiner Psychotherapeutin, durch Gespräche mit meinem Schmerztherapeuten, durch eigene Erfahrung. Diese ist es letztendlich auch, die mir den Weg weist.

Nach vielen Therapiestunden, vielen Gesprächen, vielem Ausprobieren weiß ich inzwischen, was mir gut tut, ob ich das Aufräumen der Küche lieber verschiebe, ob ich mir den zusätzlichen Weg zu meinen Schildkröten zumuten kann, ob ich mir vielleicht besser eine Liegepause gönne.

Trotzdem ich inzwischen gute Antennen für mein Befinden entwickelt habe, kommt es hin und wieder zu Schmerzspitzen, überfällt mich Traurigkeit, bin ich hoffnungslos, fühle ich mich einsam, möchte ich die Arbeit am Umgang mit meinem Kranksein am liebsten hinschmeißen. Solche Momente wird es immer geben. Man darf sie kommen lassen, sollte sie jedoch nicht festhalten. Über kurz oder lang verschwinden sie auch wieder.

Nach Richard A. Sternbach, Ph. D., Leiter des Schmerztherapie-Zentrums Scripps, gibt es ein sieben Punktesystem. Es dient zur Orientierung, um mit den Schmerzen leben zu lernen. Ich interpretiere hier die Zusammenfassung der deutschen Neubearbeitung von Dipl. Psych. PP Thore Zuber. www.psychpraxzuber.de

Es geht um das Akzeptieren und Annehmen der Schmerzen, man darf dabei aber auch wütend auf sie sein.

Man sollte sich im Arbeits-, Hobby- und sozialen Bereich klare, erreichbare Ziele setzen.

Aktivitäten sollte man sich zeitlich einteilen, dabei nicht in den Schmerz hineingehen.

Bewegung ist genauso wichtig wie Entspannung.

Medikamente sollten nach einem Zeitplan regelmäßig eingenommen werden, nicht erst dann, wenn die Schmerzen auftreten oder gar eskalieren.

Familie und Freunde sollen nur das gesunde Verhalten des Patienten unterstützen, nicht sein Invalidensein.

Offenheit gegenüber dem Arzt ist wichtig, dabei aber nichts Unmögliches von ihm verlangen.

Entspannungstechniken

»Achtsamkeit ist eine einfache und zugleich hochwirksame Methode, uns wieder in den Fluss des Lebens zu integrieren, uns wieder mit unserer Weisheit und Vitalität in Berührung zu bringen.«
Jon Kabat-Zinn

Entspannung wirkt auf jeden Fall unterstützend im Umgang mit chronischem Schmerz. Jeder Schmerz geht mit einem unwillkürlichen Verkrampfen der umliegenden Muskulatur einher. Durch die Entspannung kommt es zur Lockerung des Muskelgewebes, was sich wiederum positiv auf den Schmerz auswirkt.

Um eine effektive Entspannung zu erfahren, sollte man die Techniken unbedingt unter einer kompetenten Anleitung erlernen.

Folgend stelle ich Ihnen ein paar Methoden vor, die ich selbst anwende. Vielleicht wecke ich Ihr Interesse, sich intensiver mit der ein oder anderen Entspannungstechnik vertraut zu machen. Für mich sind sie wertvolle Pfeiler in meinem Leben. Sie erleichtern mir die täglichen Anforderungen, tragen zur Schmerzlinderung bei und verbessern mein Allgemeinbefinden.

Tiefenentspannung, Autogenes Training, Visualisation, geführte Meditation sind weitere Methoden, um einen intensiven körperlichen und geistigen Entspannungszustand zu erfahren. Erlaubt ist das, was einem selbst gut tut.

Progressive Muskelentspannung (PME)

Diese Art der Entspannung findet im Allgemeinen großen Anklang. Durch die willentliche und bewusste An- und Entspannung bestimmter Muskelgruppen soll ein Zustand tiefer Entspannung des ganzen Körpers erreicht werden. Dabei werden nacheinander die einzelnen Muskelpartien in einer bestimmten Reihenfolge zunächst angespannt, die Muskelspannung wird kurz gehalten und anschließend wieder gelöst. Ziel des Verfahrens ist eine Senkung der Muskelspannung.

Für mich persönlich ist die regelrechte Anwendung dieser Art nicht geeignet. Ich reagiere leicht mit Muskelkrämpfen, vor allem in den Beinen, weshalb ich sehr behutsam bei der PME vorgehen muss.

Shiatsu

Wörtlich übersetzt bedeutet Shiatsu »Fingerdruck«, doch setzt der Therapeut bei der Behandlung seinen ganzen Körper ein. Dabei arbeitet er weniger mit Muskelkraft als mit seinem Körpergewicht und versucht eine ›energetische Beziehung‹ zum Patienten herzustellen.

Vom Behandelnden ist Achtsamkeit, Sensibilität und Offenheit gefragt.

Hypnosetherapie

Mit Hypnose lassen sich tief im Unterbewusstsein verankerte Muster, die unser Handeln und unsere Körperreaktionen negativ beeinflussen, auflösen. Mit positiver Suggestion lernt der

Mensch, auf eigene Ressourcen zurückzugreifen. Hypnose setzt das Vertrauen in den Hypnotiseur voraus.

Indische Heilkunst

»In der Indischen Medizin werden die Fingermodi, die sogenannten Mudras, dazu verwendet, auf energetischer, physischer und psychischer Basis eine Balance zu erreichen.«

Kim de Silva aus »Gesundheit in unseren Händen«

Fasziniert von der kraftvollen Wirkung der Mudras beschloss Kim de Silva, diese mehr und mehr anzuwenden und weiterzuentwickeln. In seinem Buch beschreibt Kim de Silva mehrere Mudras zur Behandlung unterschiedlicher Beschwerden und Störungen des menschlichen Körpers.

Ich finde seine Methode höchst interessant. Das Halten der Mudras trägt zu meiner Entspannung bei und fördert mein Allgemeinbefinden.

Achtsamkeit

»Achtsamkeit bedeutet, dem Augenblick bewusst Aufmerksamkeit zu schenken.«

Jon Kabat-Zinn

Achtsam dem Moment begegnen. Seine Gedanken in der Gegenwart halten. Ein bewusstes Verweilen im Jetzt.

Mit Hilfe von Achtsamkeit können wir lernen, unsere Wahrnehmungen (Gedanken und Gefühle) zu betrachten, ohne sie zu bewerten. Wir gewinnen ein tieferes Verständnis für uns selbst. Achtsamkeit lehrt uns Stress abzubauen, innere Ruhe zu finden, trotz schwieriger Lebensumstände. Achtsamkeit macht uns die Einzigartigkeit des gegenwärtigen Augenblicks bewusst. Achtsamkeit erlaubt uns, mit größerer Freude zu leben, erweckt unsere inneren Kräfte, an denen wir reifen und heilen. Dabei meine ich nicht, dass kaputte Strukturen wieder gesund werden. Es geht um das Heil unseres inneren Kerns. Sind wir tief mit und in unserem Inneren verwurzelt, können uns äußere Stürme nichts oder nur wenig anhaben.

Auch wenn wir unter chronischen Schmerzen leiden, können wir dem gegenwärtigen Augenblick mit Achtsamkeit begegnen. Das Beobachten unserer Atmung ist eine von vielen Übungen, die uns zu mentaler Stärke verhelfen kann. Mit der »Liegemeditation mit Bodyscan« von Jon Kabat-Zinn habe ich den Einstieg in die Achtsamkeitsmeditation gefunden. Zu Beginn habe ich täglich damit geübt, heute schaffe ich es meist ohne Anleitung.

Wenn Sie möchten, können Sie sich gerne auf die folgende Achtsamkeitsübung einlassen. Machen Sie es sich dabei bequem. Sie können liegen oder sitzen, ganz so, wie es für Sie am besten ist. Spüren Sie dann bitte Ihrer Atmung nach, gerne mit geschlossenen Augen. Atmen Sie locker bis in den Bauch. Einatmen, ausatmen. Spüren Sie, wie sich die Bauchdecke beim einatmen sanft hebt, beim ausatmen wieder senkt. Lassen Sie Ihren Atem kommen und gehen, wie er es möchte. Zu Beginn mag er noch unregelmäßig erscheinen. Lassen Sie ihm die nötige Zeit, sich zu regulieren. Vielleicht mögen Sie zusätzlich Ihre Hände auf Ihren Bauch legen. Dadurch lässt sich die Atmung noch leichter erspüren. Beobachten Sie, wie Sie durch dieses bewusste Atmen innerlich zur Ruhe kommen. Auftauchende Gedanken können Sie kurz wahrnehmen, versuchen Sie aber nicht, diese festzuhalten. Lassen Sie die Gedanken einfach weiterziehen, ohne sie zu bewerten und lenken Sie Ihre

Aufmerksamkeit zurück auf die Atmung. Einatmen, ausatmen. Bitte versuchen Sie bei jeder Ausatmung, noch ein wenig mehr loszulassen. Fangen Sie gedanklich bei den Füßen an, dann die Beine, Becken, Gesäß und den unteren Rücken, Schultern, oberer Rücken, Arme, Hände, am Ende das Gesicht, wobei Sie den Mund leicht geöffnet halten, die Zunge liegt hinter den oberen Schneidezähnen. Spüren Sie der Entspannung im gesamten Körper nach. Er fühlt sich leicht und weich an. Wenn Sie genug entspannt haben, bewegen Sie sich nach und nach durch. Recken und strecken Sie sich vorsichtig, schlagen Sie die Augen auf und kehren Sie langsam in Ihren Alltag zurück.

Zu Beginn bedarf es sicher mehrerer Übungseinheiten, bis man eine gewisse Entspannung erfährt und ganz allgemein werden nicht alle Tage gleich sein. Doch ist das regelmäßige Üben der Achtsamkeitsmeditation auch in vermeintlich guten Phasen wichtig, so dass das Geübte in den schlechten leichter abrufbar ist.

Folgend möchte ich ein paar Bücher vorstellen, die mir gute Begleiter sind, im achtsamen Umgang mit meinem Schmerz. Es wird zwar auch in diesen Büchern zum Teil über eine »Schmerzbewältigung« gesprochen, was sich liest, als würde man schmerzfrei werden. Doch so ist es leider nicht. Man sollte beim Lesen auf sich selbst hören und nachspüren, ob die vorgeschlagenen Methoden und Übungen zu einem passen, ob man sich darauf einlassen kann. Es sind Ratgeber! Alles kann, nichts muss!

»Jetzt spüre ich das Leben wieder« von Elana Rosenbaum. Ein Selbsthilfeprogramm. Mit einfachen Achtsamkeitsübungen zeigt die Autorin und Psychologin wie es möglich wird, den Körper als Freund anzunehmen und mit ihm, nicht gegen ihn zu arbeiten. Es liegt eine CD mit Übungen bei. Ich fühle mich in diesem Buch persönlich angesprochen und ermutigt. Man spürt, dass die Autorin selbst Erfahrungen mit dem Schmerz gemacht hat und weiß, wovon sie schreibt.

»Gut leben trotz Krankheit und Schmerz« von Vidyamala Burch. Die Autorin beschreibt unter anderem die »Drei-Minuten-Atempause«. Diese ist für mich eine unerlässliche Übung. Ich kann sie immer und überall in den Alltag integrieren, meist mit sofortigem Erfolg.

Die Zeit zum Beispiel, in der ich sitzen kann, ist sehr begrenzt. Bin ich selbst mit dem Auto zu einem Termin unterwegs, lehne ich mich, bevor ich aussteige, erst einmal zurück und tanke neue Kraft mit der »Drei-Minuten-Atempause«. Dabei halte ich die drei Minuten nicht streng ein. Vielmehr mache ich diese Übung so lange, wie sie mir guttut oder wie ich entsprechend Zeit zur Verfügung habe.

»Frei sein im Schmerz«, von Peter und Iris Tamme.

Die Autoren schreiben über Achtsamkeitsbasierte Schmerztherapie. Es geht darum, das natürliche Leid vom selbstgemachten zu unterscheiden und eine Balance zu finden zwischen der Akzeptanz des natürlichen Leidens und dem Wunsch nach Veränderung.

Unter folgender Webadresse kann man die beschriebenen Übungen direkt anhören oder herunterladen. http://www.die-schmerzpraxis.de/index.php/buch-audio-video

»Der Weg entsteht unter meinen Füßen« von Luise Reddemann und Sylvia Wetzel. Sie berichten, wie man in Krisensituationen Selbstvertrauen entwickelt und Grenzen findet.

Eine kleine Geschichte

Ein Mann wurde einmal gefragt, warum er, trotz seiner vielen Beschäftigungen, immer so glücklich sein könne.

Er sagte: »*Wenn ich liege, dann liege ich, wenn ich sitze, dann sitze ich, wenn ich stehe, dann stehe ich, wenn ich gehe, dann gehe ich.*«

Die Fragesteller fielen ihm ins Wort und sagten: »*Das tun wir auch, aber was machst Du darüber hinaus?*«

Er sagte wiederum: »*Wenn ich liege, dann liege ich, wenn ich sitze, dann sitze ich, wenn ich stehe, dann stehe ich, wenn ich gehe, dann gehe ich.*«

Wieder sagten die Leute: »*Aber das tun wir doch auch!*«

Er aber sagte zu ihnen: »*Nein – wenn ihr liegt, dann sitzt ihr schon, wenn ihr sitzt, dann steht ihr schon, wenn ihr steht, dann geht ihr schon, wenn ihr geht, dann seid ihr in Gedanken schon am Ziel.*«

Behandlungsarten – Therapien

»Pflücke den Tag und gehe behutsam mit ihm um.«
Margot Bickel

Folgend möchte ich die Therapieformen beschreiben, mit denen ich eigene Erfahrungen gemacht habe. Meine Beschreibungen geben einen Einblick in die jeweilige Behandlungsform, gehen jedoch nicht in die Tiefe. Leider sind manche dieser Therapien keine Kassenleistungen, so dass der Patient die Kosten dafür selbst übernehmen muss. Dennoch ist es einen Versuch wert, vor Behandlungsbeginn einen Antrag auf Kostenübernahme bei Ihrer Krankenkasse zu stellen. Es gibt immer Ausnahmefälle, vielleicht ist die Kasse bereit, wenigstens einen Teil der Kosten zu tragen. Ist die Behandlung erst einmal abgeschlossen, wird es meist schwieriger.

Physiotherapie

Die Physiotherapie, früher sagte man auch Krankengymnastik, orientiert sich bei der Behandlung an den Beschwerden und Funktions- und Bewegungseinschränkungen des Patienten. Gegebenenfalls wird sie durch natürliche physikalisch Reize ergänzt wie Wärme, Kälte, Druck, Strahlung, Elektrizität. Die Behandlung wird an die anatomischen und physiologischen Gegebenheiten des Patienten angepasst. Das Ziel ist die Wiederherstellung, Erhaltung oder Förderung der Gesundheit und dabei sehr häufig die Schmerzfreiheit bzw. -reduktion.

Ich habe jahrelange Erfahrung mit der Physiotherapie. Das Wort Schmerzfreiheit hat bei chronischen Schmerzpatienten zwar seine Bedeutung verloren, doch kann ich sagen, dass es eine Schmerzlinderung gibt. Der degenerative Prozess in meiner Wirbelsäule und anderen Gelenken führt unweigerlich zu muskulärer Dysfunktion, zu Verspannungen und Krämpfen. Hier setzt bei mir die Physiotherapie an. Durch Massage und passives Durchbewegen der betroffenen Körperregionen entspannen sich Muskulatur und Gelenke; ich kann mich danach wieder freier bewegen und eigene Übungen zum Muskelerhalt praktizieren.

Die Person des Therapeuten spielt für mich eine wichtige Rolle. Um einen guten Behandlungserfolg zu erzielen, muss ich einen tiefen Einblick in mein Krankheitsgeschehen und meine Persönlichkeit geben. Die Loyalität des Therapeuten ist hier für mich von besonderer Bedeutung.

Therapie nach Vojta

Die Vojta-Therapie ist eine physiotherapeutische Behandlungsmethode bei Störungen des zentralen Nervensystems und des Haltungs- und Bewegungsapparates. Sie wurde von dem tschechischen Neurologen und Kinderneurologen Václav Vojta in erster Linie für cerebral (betrifft Gehirn und Rückenmark) geschädigte Kinder entwickelt.

Bei der Vojta-Therapie werden keine Bewegungsfunktionen geübt. Die von außen therapeutisch gesetzten Reize bewirken automatisch ablaufende muskuläre Bewegungsantworten. Diese Therapie wird auch bei Erwachsenen angewendet, deren Bewegungsmuster durch erworbene Schädigungen, wie zum Beispiel Wirbelsäulenerkrankungen, beeinträchtigt sind.

Mit der Vojta-Therapie wird der erneute Zugriff auf ehemals gesunde Bewegungsmuster angestrebt. Das Ziel dieser Therapie ist die Vermeidung beziehungsweise Verbesserung von Folgeerscheinungen, wie Schmerzen, Einschränkungen von Funktionalität und Kraft.

Die Vojta-Therapie war für mich zunächst erfolgversprechend. Die Beweglichkeit meiner Brustwirbelsäule hat sich durch die Behandlungen in kurzer Zeit deutlich verbessert, auch mein Gangbild war etwas runder geworden. Nach zwei Jahren Therapie musste ich diese abbrechen. Der Weg zur Praxis und wieder heim belastete mich mehr, als ich Nutzen aus der Therapie ziehen konnte.

Osteopathie

Osteopathie (griech. ostéo ›Knochen‹ und páthos ›Schmerz, Leiden‹). Wörtlich übersetzt bedeutet Osteopathie Knochenerkrankung, korrekt aber in diesem Zusammenhang, Beeinflussung der Leiden über die Behandlung der Knochen.
Die Osteopathie ist eine manuelle Therapieform in der Medizin. Sie dient dem Erkennen und Behandeln von Funktionsstörungen.
Der Ansatz der Osteopathie ist einfach: Leben zeigt sich in Form von Bewegung. Dort, wo Bewegung verhindert wird, macht sich Krankheit breit. Die Osteopathie kennt bzw. beschreibt alle kleinen und großen Bewegungen des menschlichen Körpers. Sie hilft Bewegungseinschränkungen aufzuspüren und zu lösen.
Die Osteopathie wurde durch den amerikanischen Arzt **Andrew Taylor Still** (1828-1917) entdeckt. In Deutschland wird die Osteopathie erst seit ca. 20 Jahren gelehrt. 1994 wurde

der Verband der Osteopathen Deutschland (VOD) gegründet – u.a. mit dem Ziel, die Osteopathie als eigenständiges Berufsbild anerkennen zu lassen. Der Verband führt eine Liste der Therapeuten mit abgeschlossener fünfjähriger Ausbildung. Meine eigenen Erfahrungen mit der Osteopathie sind bisher begrenzt.

Cranio-Sacral-Therapie

Cranio-Sacral-Therapie ist eine alternativmedizinische manuelle Behandlungsform, die ihre Ursprünge in der Osteopathie hat.

Der Cranio-Sacral-Raum umfasst den Schädel (Cranium), die Wirbelsäule und das Kreuzbein (Sacrum) mit seinen Membranen. Hier pulsiert die Gehirn- und Rückenmarksflüssigkeit in einem bestimmten Rhythmus, der als feine Bewegung am ganzen Körper spürbar ist. Ein freies, ausgeglichenes cranio-sacrales System ist von großer Bedeutung für die optimalen Funktionen des Nerven-, Hormon- und Immunsystems. Beschwerden treten auf, wenn dieses aus dem Gleichgewicht gerät und der freie Ausdruck behindert wird. Cranio-sacrale Behandlungen verhelfen dem System wieder in den Fluss des Lebens und in Harmonie mit Körper, Geist und Seele zu kommen.

Seit drei Jahren bin ich in regelmäßiger Behandlung bei einer Therapeutin, die die Cranio-Sacral-Therapie beherrscht. Es ist immer wieder unglaublich, welche Verbesserungen sie erzielt, auch wenn diese nicht dauerhaft anhalten. Manchmal fühle ich mich ein paar Tage wohler, manchmal nur wenige Stunden. Eine wertvolle Zeit, mit der ich versuche achtsam umzugehen.

Akupunktur

Akupunktur – eine mehrere tausend Jahre alte chinesische Heilkunst – ist einer der wichtigsten Bestandteile der Traditionellen Chinesischen Medizin (TCM).

Seit Mitte des letzten Jahrhunderts wird die Akupunktur auch in der westlichen Welt konsequent weiterentwickelt. Dadurch lässt sich der Einsatz in der täglichen Praxis mehr und mehr differenzieren.

Die Akupunktur überzeugt durch ihre Erfolge. Sie gehört zu den beliebtesten Therapieformen und wird sehr häufig angewandt. Bei sach- und fachgerechter Anwendung treten keine nennenswerten Nebenwirkungen auf.

Akupunktur ist wissenschaftlich anerkannt, wirkungsvoll und praktisch nebenwirkungsfrei. Ziel der Akupunktur ist eine Wiederherstellung eines funktionellen Gleichgewichts und Harmonie innerhalb des Organismus.

Akupunktmassage (APM)

Die Akupunktmassage (APM) wendet sich an den Kreislauf der Lebensenergie, wie er aus der chinesischen Medizin bekannt ist. Beschwerden und Unwohlsein werden als Folge einer ungleichmäßigen Verteilung der Lebensenergie oder verhinderter Flussbedingungen verstanden. Diese werden lokalisiert und durch verschiedene Maßnahmen harmonisiert und ausgeglichen. Das Einbeziehen der Becken-, Wirbelsäulen- und peripheren Gelenke ist Bestandteil jeder Behandlung. Organe werden dabei genauso mitbehandelt wie die Struktur des Gewebes und der Tonus der Muskulatur.

Mittels eines Metallstäbchens werden an der Ohrmuschel blockierte Meridiane aufgespürt. Anschließend streicht der

Therapeut mit äußerem mechanischem Druck entlang dem Verlauf dieser sogenannten Akupunkturmeridiane. Diese Behandlungstechnik, die im Gegensatz zur Akupunktur ohne Nadeln und damit ohne Verletzung der Haut auskommt, steht in vielen Ländern auch Nichtmedizinern offen. Ein wissenschaftlicher Nachweis über die Wirksamkeit des alternativmedizinischen Behandlungsverfahrens konnte bislang nicht erbracht werden.

Meine eigenen Erfahrungen sind auch hier nur begrenzt, doch kann ich sagen, dass ich während einer mehrwöchigen Behandlungsdauer deutlich besser schlafen konnte.

Erfahrungen mit Ärzten

Über negative sowie positive Erlebnisse mit Ärzten könnte ich ein eigenes Buch schreiben. Hier möchte ich nur ein paar Beispiele geben, zudem kurz das Verhältnis zwischen Arzt und Patient beleuchten.

Besuch beim Orthopäden

Seit mehreren Wochen leide ich an unstillbaren, zum Teil sehr starken Kopf- und Nackenschmerzen, zunehmend auch an Gefühlsstörungen im linken Arm. Ich gehe zum Orthopäden, bei dem ich schon lange in Behandlung bin. In erster Linie muss er nur die Rezepte für Krankengymnastik ausstellen, da die Diagnostik soweit abgeschlossen ist. Er weiß um meine Geschichte, um die Polyarthrose an Wirbelsäule und anderen Gelenken. Nach einer kurzen Begrüßung schaut er mich an, lässt mich den Kopf in verschiedene Richtungen drehen, danach bewegt er selbst meinen Kopf. Abschließend stellt er seine Diagnose: Stressbedingter Spannungskopfschmerz. Als Stressauslöser könne unter anderem mein vorhandener Schmerz in Frage kommen. Er verordnet mir ein Schmerzmittel und verschreibt mir Krankengymnastik. In meinem Innern fühle ich mich wenig verstanden.

Nach dem Besuch bei meinem Orthopäden vergehen weitere Wochen. Meine Freundin Teresa kann mein Leid nicht mehr sehen und besteht auf der Konsultation bei einem anderen Arzt. Dieser fertigt Röntgenbilder an, erkennt Störungen an der Halswirbelsäule, schickt mich zum MRT, Diagnose: Dysplasie der oberen Halswirbel, zwei Bandscheibenvorfälle mit Einengung der Nervenwurzel, Arthrose mehrerer Wirbelgelenke. Zu meinem Orthopäden habe ich das Vertrauen endgültig verloren.

Zur weiteren Abklärung und Nervenmessung werde ich an einen Neurologen überwiesen. Der nächstmögliche Termin ist erst in knapp zehn Wochen zu bekommen.

Termin beim Neurologen

Der Arzt sieht mich bei der Begrüßung nicht einmal an. Ich sitze ihm an seinem Schreibtisch gegenüber. Er möchte wissen, warum ich komme. Ich erkläre, dass ich seit nunmehr drei Monaten Kopfschmerzen habe, weise auf den Befundbericht des Radiologen hin, den ich dabei habe. Der Bericht interessiert den Neurologen nicht. Ich solle ihm die Kopfschmerzen beschreiben: wann, wo, wie. Ohne mir recht zuzuhören, drückt er mir einen Schmerzplan in die Hand. An der Anmeldung bekäme ich ein Rezept für ein Medikament, welches ich nach Plan einnehmen solle, in vier Wochen möge ich wiederkommen.

Ich schlucke, setze an zu erklären, dass ich heute einen Termin zur Nervenmessung hätte. Er lacht und sagt, ja was ich denn denken würde. Eine Nervenmessung benötige viel Zeit, die könnte man nicht so zwischendurch machen. Außerdem wäre er der Facharzt und sähe keine Notwendigkeit zu einer solchen. Ich stehe auf und gehe, grußlos. Im Auto sitzend kann ich nur noch weinen.

Eine Woche später sehe ich durch Zufall den Bericht dieses Neurologen bei meinem Hausarzt liegen und bitte um eine Kopie. Ich bin über die Maßen erstaunt, was der Neurologe alles »untersucht und getestet« hat, ohne mich auch nur einmal berührt zu haben. Nicht einmal ein Händedruck bei der Begrüßung. Er muss telepathisch veranlagt sein. Nein, das gefällt mir überhaupt nicht und ich rufe bei meiner Krankenkasse an, möchte sie über solche Machenschaften informieren. Eine Klärung ist gar nicht so leicht, da die Abrechnungen erst Monate später bei ihnen auf dem Tisch liegen werden. Der Sachbearbeiter schreibt eine Notiz.

Ich habe mich nicht mehr um diese Angelegenheit gekümmert, will mich nicht zusätzlich mit Vergangenem belasten.

Periradikuläre Therapie (PRT)

Periradikulär bedeutet so viel wie um die Nervenwurzel herum. Als Radikulopathie wird eine Nervenwurzelreizung bezeichnet.

Die PRT ist eine Behandlung chronischer Schmerzzustände bei degenerativen Wirbelsäulenerkrankungen, insbesondere im Bereich der Hals- und Lendenwirbelsäule. Bei der PRT wird eine dünne Injektionsnadel unter computertomografischer (CT) Kontrolle nahe an eine Nervenwurzel im Bereich der Wirbelsäule geführt. Dort kann man gezielt Medikamente einbringen, um chronische Schmerzzustände zu lindern.

Ich habe einen Termin für meine erste PRT. Ich warte im Gang der radiologischen Abteilung der Klinik. Die Angst lässt mein Herz klopfen, holpern und stolpern. Dann werde ich von einer Schwester aufgerufen. Sie begleitet mich in eine Kabine, in der ein OP Hemd für mich bereitliegt. Ich solle den Oberkörper freimachen, mich anschließend auf die Liege legen, den Kopf in den vorgeformten Schaumstoffkeil.

Zunächst wird unter CT-Sicht die betroffene Nervenwurzel ermittelt und auf meiner Haut angezeichnet. Nun darf ich mich nicht mehr bewegen. Die Haut wird großzügig desinfiziert, ich werde mit Tüchern abgedeckt. Mit beruhigender

Stimme erklärt mir die Schwester jeden einzelnen Vorgang. Ich versuche mich zu entspannen. Schließe meine Augen, halte ein Finger-Mudra, das meine Atmung beruhigt.

Der Arzt der Radiologie kommt, ich habe ihn schon beim Vorgespräch kennengelernt. Unter meinen Tüchern kann ich ihn nicht sehen. Er begrüßt mich. Wir hätten den Ablauf ja schon besprochen, sagt er, ob ich noch weitere Fragen hätte. Die habe ich nicht, bin auch viel zu nervös, um noch einen wirklich klaren Gedanken zu fassen.

Der Radiologe beginnt mit der Intervention. Behutsam tastet er die Stelle ab, die er anspritzen wird. Jeden noch so kleinen Handgriff erklärt er, sagt voraus, mit welchem Schmerz ich rechnen muss, es folgt der Einstich.

Die Lage der Nadel wird im CT kontrolliert, der Einstich-kanal etwas korrigiert. Das ist unangenehm, doch der Arzt geht dabei sehr vorsichtig vor. Er spritzt die Medikamente, Lokalanästhetikum und Kortison. Die Injektion verursacht einen Druck, der jedoch schnell vergeht. Der Arzt spricht in einem leisen, beruhigenden Ton.

Die gesamte Intervention dauert etwa fünfzehn Minuten. Durch die nervliche Anspannung wird es mir etwas schwinde-lig, als ich aufstehe. Die Schwester betreut mich, bis ich wieder in der Kabine bin. Draußen soll ich mich noch weitere zehn Minuten hinsetzen, mich melden, wenn es mir nicht gut ginge. Doch alles ist in Ordnung. Lothar ist da und fährt mich heim.

Die PRT wird insgesamt viermal im Abstand von jeweils zwei Wochen wiederholt. Leider hält die Schmerzlinderung nur wenige Wochen an.

Ärztehopping

Unter Ärztehopping versteht man im eigentlichen Sinn, dass ein Patient in einem Quartal mehrere Ärzte der gleichen Fachrichtung aufsucht, ohne dass diese untereinander Bescheid wissen. In einem Lebenslauf wie meinem – obwohl allein schon durch die Erkrankung selbst auf Ärzte unterschiedlicher Fachrichtungen angewiesen – geschieht ganz schnell das, was als Ärztehopping angesehen und dem Patienten negativ angelastet wird.

In meinen Akten finde ich einschlägige Anmerkungen dazu. Dabei habe ich mir immer nur die Ärzte ausgesucht, mit deren Aussagen und Vorschlägen ich umzugehen weiß, von denen ich mich ernstgenommen und verstanden fühle.

Verhältnis zwischen Arzt und Patient

Als Patientin soll ich mein Innerstes offenbaren, da ist ein Vertrauen zwischen dem Arzt und mir unumgänglich. Vertrauen entwickelt sich. Damit es sich entwickeln kann, sind mehrere Aspekte entscheidend. Als mündiger Patient möchte ich über das, was mit mir gemacht wird, informiert und über die physiologischen Vorgänge aufgeklärt werden. Und wenn ich etwas nicht gleich verstehe, möchte ich nachfragen dürfen. Ich möchte respektiert werden, genauso, wie ich den behandelnden Arzt respektiere. Mitunter kann es schwierig werden: Als Patient soll man Verantwortung für sich übernehmen, gleichzeitig jedoch das Tun des Arztes keinesfalls in Frage stellen.

Nach manchen negativen Arztbegegnungen werde ich inzwischen von einigen sehr guten Ärzten kompetent und zuvorkommend betreut, fürsorglich und einfühlend begleitet. Dabei zeigt meine Erfahrung, dass die meisten Ärzte, Therapeuten und das Pflegepersonal in der Speziellen Schmerztherapie eine ganz eigene Sensibilität gegenüber den Patienten entwickeln. Ihre Geduld ist beispielhaft, ihre Ruhe und die Zeit, die sie für den Patienten aufbringen. Sie beobachten und ›fühlen‹ ihn, hören zu.

Mein Leben mit dem Schmerz

»Denke daran, dass etwas, was Du nicht bekommst, manchmal eine wunderbare Fügung des Schicksals sein kann.«
Dalai Lama

September 2012. Ich drehe mich auf der Stelle, die Zeit scheint still zu stehen. Und doch braucht alles seine Zeit. Ist die Zeit womöglich noch nicht reif dafür, dass ich eine Besserung erfahren dürfte?

Mein Leidensweg ist nach drei Operationen nicht leichter geworden. Im Gegenteil. In der Summe geht es mir schlechter als vor der Operation im August 2011. Ich habe mehr Schmerzen, bin weniger belastbar, verbringe viel Zeit im Liegen. Meinen Haushalt kann ich nicht mehr alleine versorgen, oftmals schaffe ich es nicht einmal zu kochen. Die Wäsche wird in kleinsten Etappen versorgt, zum Bügeln kommt öfter meine Schwägerin vorbei. Meine Ausflüge beschränken sich, bis auf wenige Ausnahmen, auf Arztbesuche, auf die Stunden bei meiner Psychotherapeutin, auf das Bewegungsbad und die Physiotherapie. Mein gesamter Lebensverlauf, jeder einzelne Tag mit jeder einzelnen Stunde richtet sich nach meinem körperlichen Befinden.

Die Schmerzen sind sehr belastend, zeigen mir deutlich meine Grenzen auf. Dennoch finde ich zunehmend einen Umgang mit dieser Situation, lerne die Einschränkungen anzunehmen. So verhalten sich die Schmerzen öfters recht moderat, toben sich seltener in zusätzlichen Schmerzspitzen aus.

Neben den Schmerzen belasten mich auch die vielen Medikamente mit ihren Nebenwirkungen. Sie haben eine negative

Wirkung auf meinen gesamten Organismus. Die Leber zeigt Vergiftungserscheinungen, Hitze und Übelkeit, Schwindel und Gleichgewichtsstörungen überfallen mich. Dazu werde ich von Sodbrennen, Magenbeschwerden und Verdauungsproblemen geplagt. Oft bin ich sehr müde und erschöpft, die Nächte sind nicht wirklich erholsam. In meinen Träumen scheine ich meinen Seelenschmerz zu verarbeiten. Ich wache oft aus schlimmen Träumen auf. Die Botschaft ist meist die gleiche: Ich fühle mich eingesperrt und gefangen. Gefangen in mir.

Die durch die Krankheit unwiederbringlich verlorenen Freuden stellen für mich eine weitere Belastung dar, tragen viel Trauer und Traurigkeit in sich. All meine Verluste der vergangenen Jahre sind mir erst im Verlauf der letzten Monate so richtig bewusst geworden. Verluste, die ich bis dahin nicht genügend betrauert hatte, da ich sie meistens durch etwas Verbliebenes kompensieren konnte. Diese Verluste entfachen in mir eine tiefe Trauer, die ich womöglich nie ganz verwinden werde. Ich glaube, dass es mein Recht ist, diese Trauer zu spüren.

Es gibt Menschen, die reagieren fast entsetzt, wenn ich sage, dass ich um meine vergangenen Freuden trauere. Für mich ist mit diesen Verlusten aber ein Teil meines Lebens verloren gegangen. Darf ich darüber nicht Trauer tragen?

Diese Frage beantworte ich mir selbst mit einem, doch, ich darf und vor allem will ich es auch. Ich will zeigen, was ich verloren habe, und ich glaube nicht, dass die Trauer konträr zu meinen Bewältigungsstrategien steht. Ich denke, wenn ich meine Verluste genug betrauern darf, bin ich eher dazu bereit, auf Neues einzugehen. Hinter diesen Gedanken und Aussagen liegt ein langer Lernprozess.

Auch meine Psyche muss mit dieser Schmerzsituation einen Umgang finden. Sie schlägt von Zeit zu Zeit wilde Kapriolen, weiß manchmal nicht, ob dies alles noch Wirklichkeit ist, begehrt stark auf, um sich dann auch wieder einsichtig zu zeigen. Die einsichtige Seite meiner Psyche erkennt diesen ausweglosen Kampf zwischen Herz und Verstand. Sie erkennt, dass beide inzwischen müde und erschöpft sind, gibt mir zu verstehen, dass ich endlich Erbarmen haben und ihnen zugestehen sollte, sich diesen einen Platz in mir zu teilen. Nach und nach setzt ein Verstehen ein, das mir den Umgang mit den Schmerzen erleichtert. Ein Verstehen meines Verstandes, das diesen elenden Schmerzen ein Gesicht gibt. Ein Verstehen meines Herzens, das diesen Schmerzen einen Platz zubilligt. Die einsichtige Seite meiner Psyche lässt die anhaltenden Schmerzen zeitweilig weniger bedrängend und weniger bedrohend für mich und mein Leben erscheinen. Sie zeigt mir damit, dass ich mich gegen die Schmerzen nicht auflehnen kann. Besser, ich toleriere sie, nehme sie an, räume ihnen einen Platz in meinem Leben ein, so dass ich nicht unnötig Kraft im Kampf gegen sie verliere. Auch macht mir die einsichtige Seite meiner Psyche bewusst, dass ich nicht mehr gesund werde, nicht mehr an Gewesenes anknüpfen, nicht mehr das schaffen und leisten kann, was und wie ich gerne möchte. Auf diese Weise knabbert die einsichtige Seite an meinem Wertegefühl, lässt negative Emotionen frei, die sich hin und wieder in Hilflosigkeit, Verzweiflung und innerer Einsamkeit breitmachen.

In all meinem Tun und Sein schwingt eine Traurigkeit mit, hervorgerufen zum einen durch den anhaltenden Schmerz, zum anderen durch die damit verbundenen Verluste.

Neben all dem Leid, das mir widerfährt, erlebe ich durchaus auch Momente des Lachens und der Fröhlichkeit, die positive Emotionen in mir wecken. Diese positiven Emotionen legen sich wie ein Nebel über meine Traurigkeit und meine Bitterkeit und nehmen ihnen ihre Schärfe.

Aus meinem Umfeld erfahre ich mitunter sehr gegensätzliche Reaktionen auf mich und meine Situation. Die meisten Menschen können kaum nachvollziehen, wie sich das Leben mit dem Schmerz für mich anfühlt. Das ist im Grunde auch nicht mein Bestreben. Selbst ich kann die Schmerzen anderer nicht wirklich nachempfinden, kann jedoch versuchen, anhand meiner eigenen Schmerzen nach- und mitzufühlen. Eigentlich erwarte ich von Menschen in ähnlicher Situation solch ein Verhalten auch mir gegenüber. Wie man sich doch täuschen kann. Im Bewegungsbad treffe ich regelmäßig auf eine Mitpatientin. Sie erkundigt sich nach meinem Befinden. Ich erzähle ihr, dass ich keine hundert Meter mehr weit gehen kann. Daraufhin sagt sie zu mir, was ich denn wolle, schließlich sei ich hier (im Bad), was zeigen würde, dass ich noch jeden Tag aufstehen, damit zufrieden sein könne. Das sei mehr als manch anderer hätte. Mit dem nächsten Atemzug klagt sie über ihre eigenen Einschränkungen und sagt, dass sie »auch« keinen ganzen Vormittag mehr in der Stadt unterwegs sein könne. Das verschlägt mir die Sprache. Hat sie mir überhaupt zugehört?

Immer wieder werde ich zu positivem Denken aufgefordert, durch vermeintlich gute Verhaltensmaßnahmen belehrt. Zum Beispiel: »Du darfst dich nicht aufgeben.« »Du musst zuversichtlich sein.« »Du musst positiv denken.« »Du musst raus an die frische Luft.« »Etwas anderes Sehen, täte dir gut.« Solche Aussagen resultieren oftmals aus Hilflosigkeit und Berührungsangst mir gegenüber. Trotzdem machen sie mich mitunter wütend. Dem Überbringer ist nicht bewusst, dass Schweigen manchmal vielsagender und angebrachter ist, als Ratschläge zu erteilen. Im Grunde bin ich hier selbst gefordert, indem ich diese Menschen an meinen Erfahrungen und meinem Wissen teilhaben lasse, sie aufkläre, ihnen dadurch die Angst vor einer Annäherung nehme.

Durchaus erlebe ich auch fürsorgliche, liebevolle und wertschätzende Anteilnahme. Teresa sagt: Das, was ich hinsichtlich meiner Krankheit sowie der Schmerzen bewältigen würde, sei eine Höchstleistung. Sie habe allen Respekt und alle Achtung vor mir, wie ich meine Situation meistern würde.

Eine ehemalige Trommelschülerin, wir sind inzwischen eng befreundet, schreibt:»Während wir sprechen ärgere ich mich über mich selbst, dass ich so lange gewartet habe, um dich anzurufen. Auch weil ich deine Art sehr schätze und sie mich bereichert, mir gut tut... So auch deine Zeilen... Du bist ein sehr besonderer Mensch.«

Meine Psychotherapeutin erkennt, wie hart ich an mir arbeite. Sie sagt, dass mir ein großer Schritt gelungen sei in Richtung Annehmen der Krankheit und der Schmerzen.

Jeder Prozess braucht seine Zeit, so auch der Prozess innerer Auseinandersetzung mit einer Krankheit.

Ich hatte immer Angst, mit dem Kämpfen aufzuhören, käme einer Resignation gleich, würde meine Beschwerden verschlechtern. Aber das Gegenteil ist der Fall.

Seit ich mir selbst die Schwere meines Lebens zugestehe, sehe und denke ich klarer, gehe auch gnädiger mit mir um, zwinge mich nicht mehr zu Dingen und Taten, die mir am Ende mehr schaden als nützen. Mir fällt es dadurch leichter anderen zu beschreiben was es für mich heißt, mit dieser Krankheit und diesen Schmerzen zu leben. Was es für ein Gefühl ist, auf vieles zu verzichten, an Selbstständigkeit zu verlieren, sich das eigene Arbeiten und Agieren aus der Hand nehmen zu lassen.

Obwohl mich die Schwere meines Lebens manchmal schier zu erdrücken scheint, ist da immer auch etwas Leichtes, das die Schwere in sich aufnimmt und etwas mildert.

Zunehmend kehrt eine innere Ruhe bei mir ein, mein Wehren gegen den Schmerz wird schwächer. Ich versuche Frieden zu schließen mit diesem Quälgeist, der in mir wohnt. Mir ist bewusst, dass der Schmerz mein lebenslanger Begleiter bleiben wird. Ein Unguter, der immer wieder nach meiner Aufmerksamkeit verlangen, quengeln und fordern wird, solange bis ich ihm Beachtung schenke, ihm entgegen komme, mich von ihm vereinnahmen lasse. Je früher er diese Streicheleinheiten bekommt, desto eher gibt er sich zufrieden, gleich einem Kind, das nach Beachtung schreit. Doch seine Präsenz bleibt immer spürbar.

Obwohl ich den Schmerz zunehmend besser annehmen kann, sträube ich mich hin und wieder in einer wilden Verzweiflung gegen ihn. Vermutlich ist diese Verzweiflung weniger eine Verzweiflung über den Schmerz selber, als vielmehr eine Traurigkeit angesichts der Erkenntnis, dass mein gelebtes Leben, so wie es einmal war, nicht mehr zurückzubekommen ist.

Einen großen Anteil an meiner Einsicht hat das Buch von Ursula Frede: »Herausforderung Schmerz, Psychologische Schmerzbegleitung«. Die Autorin ist Psychologin, Schmerztherapeutin und Betroffene in einem.

Was sie schreibt, hat Tiefgang. Fachmännisch wie auch persönlich. Ich spüre in ihren Ausführungen, wie sehr sie mit ihren Patienten mitfühlt, sie wertschätzt, ihnen zur Seite steht. In keiner Weise kann ich an ihr Fach- und Hintergrundwissen anlehnen. Bei mir geschieht viel aus dem Bauchgefühl heraus. Und doch spiegeln sich in manchen Teilen ihrer Beschreibungen meine eigenen Denkansätze wider, die ich im Umgang mit meinen Schmerzen und den damit verbundenen Begegnungen erlebe. Ich finde mich in vielen von ihr beschriebenen Empfindungen und Erfahrungen wieder, fühle mich sehr verstanden.

Ich kann nur sagen, liebe Ursula Frede, herzlichen Dank für dieses Buch.

Es ist, wie es ist

›Es ist, wie es ist,
das gilt für einen Augenblick.
Wie lange er dauert bleibt ungewiss.
Mit Bestimmtheit verändert er sich,
macht Platz für einen neuen Augenblick.
Aber auch dann gilt wieder,
es ist, wie es ist.‹

Dieses Leben mit all seinen Höhen und Tiefen zwingt mich dazu, mich meinen physischen Strukturen anzupassen. Es erfordert, dass ich mir viel körperliche Ruhe gönne. Das ist gleichbedeutend mit Einschränkungen und Unbeweglichkeit. Dabei bedeutet körperliche Ruhe nicht zwangsläufig, dass ich auch meinen Geist schonen muss. Dass ich mich immer tiefer, immer wieder aufs Neue mit mir selbst auseinandersetze, zeigt mir zudem, dass ich noch lebe.

Durch Krankheit und Schmerz wird mir etwas aufgezwungen, werde ich auf etwas reduziert, das ich gar nicht haben, das ich gar nicht sein, das ich gar nicht leben will.
Ich schreibe bewusst will, auch wenn die Höflichkeit hier ein möchte vorsehen würde. Dieses will soll zeigen und beschreiben: Wie sehr es mich belastet, dass ich nicht mithalten kann, im alltäglichen Sein und Tun. Wie sehr mir der zeitweilige Verlust meiner Eigenständigkeit zusetzt. Wie sehr mich die zeitweilige Einschränkung meiner Eigenkontrolle ängstigt. Wie klein mich mein zeitweilig vermindertes Selbstwertgefühl machen kann.

Zeitweilig, nicht immer oder grundsätzlich. Letztendlich kommt es auch hierbei auf den Kontext an.

Obwohl ich mein Leben im Moment als schwierig und schwer betrachte, denke ich, dass es auch wieder anders kommen wird, anders kommen muss, weil es nämlich gar nicht so bleiben kann, da es so, wie es ist, nur begrenzt lebbar ist.

Die nächsten Schritte

»Gott schließt nie eine Tür, ohne eine andere zu öffnen.«
Irisches Sprichwort.

Oktober 2012. Ich habe das Gefühl, am Ende dieses Weges angekommen zu sein. Die Medikamente beeinträchtigen mich sehr stark, der Schmerz raubt mir viel meiner Lebensenergie, so dass ich nach der geringsten Anstrengung kraftlos ins Bett sinke. Mir ist ernsthaft bewusst, dass mein Leben so nicht mehr weitergehen kann.

Meine Gesamtsituation rund um die Wirbelsäule sei schwierig, sagt mein behandelnder Neurochirurg. Seit Ende Juli unterziehe ich mich vierzehntägig diagnostischer Nerven- und Facettenblockaden. Sie sollen aufzeigen, welche Schmerzen sich welchen Ursachen zuordnen lassen und welche Behandlungsschritte sich daraus ergeben könnten.

Angesichts verschiedener Umstände und Schwierigkeiten verweist der Arzt auf die Möglichkeit, mich im stationären Rahmen weiter behandeln zu lassen. Dabei sieht er eine bestimmte Schmerzklink vor.

Bei dem Wort Schmerzklinik sträube ich mich zunächst und informiere mich im Internet über die Einrichtung. Dort lese ich nur Gutes über diese Klinik und akzeptiere daraufhin den Vorschlag. In Gesprächen mit meinem Schmerztherapeuten und meiner Psychologin festigt sich mein Entschluss.

Der Termin für eine intrathekale Morphinaustestung, die für Ende Oktober geplant war, wird verschoben.

›Möglicherweise

möglicherweise, vermutlich,
wahrscheinlich, eventuell.
schätzungsweise, vermeintlich,
voraussichtlich, vielleicht.
wünschenswerterweise.
hoffentlich.‹

Ich wünsche und hoffe sehr, dass sich aus all diesen Interventionen eine wirkliche Perspektive abzeichnet. Eine Perspektive, die mich aus diesem Teufelskreis entlässt, die mich zuversichtlich nach vorne blicken lassen, mein Leben wieder lebenswert machen kann.

Schmerzklinik die Zweite

»Manchmal denkt man, Gott müsste einem in all den Widerständen des Lebens ein sichtbares Zeichen geben, das einem hilft. Aber dies ist eben sein Zeichen: dass er einen durchhalten und es wagen und dulden lässt.«

Jochen Klepper

Es ist Ende Oktober 2012. Nach einer dreistündigen Fahrt kommen Lothar und ich in der Klinik an. Sie ist klein, mit etwa achtzig Betten. Alle Menschen, die hier arbeiten sind freundlich und zuvorkommend, kümmern sich fürsorglich. Es herrscht ein familiärer Umgangston. Ruhe liegt über dem ganzen Haus. Man spürt eine positive Stimmung, die sich auch auf die Patienten überträgt. So etwas habe ich bisher noch nicht erlebt.

Aufnahme, Zimmer beziehen, sich umschauen. Um dreizehn Uhr ist das Aufnahmegespräch bei Frau Dr. S. Lothar begleitet mich. Wir warten eine kurze Zeit, bevor uns die Ärztin hereinbittet. Sie ist mir gleich auf den ersten Blick sympathisch, auf den zweiten Blick zeigen sich ihre Fürsorglichkeit, ihr Mitfühlen, ihre Achtsamkeit. Sie fragt und hört aufmerksam zu. Was ich sage, schreibt sie mit, geht das Geschriebene mit mir nochmals durch, ob sie alles richtig verstanden habe. Im Grunde ist sie entsetzt über das, was ich ihr berichte. Über den jahrelangen Werdegang, über das, was mit mir gemacht beziehungsweise nicht gemacht worden ist. Ich sei eine Herausforderung für sie.

Diese erste Audienz nimmt ganze zweieinhalb Stunden in Anspruch. Sie schlägt vor, was ich nicht wollte. Eine Medikamentenumstellung, einen Opiatentzug. Doch das, was sie uns dazu erklärt, leuchtet ein.

Ich nehme seit fast zwei Jahren ununterbrochen Opiate, zuletzt in der Höchstdosis, dazu noch andere Schmerzmittel aus der Gruppe der NSAR, auch in der Höchstdosis. Dennoch ist keine annähernd ausreichende Schmerzlinderung zu erkennen. Die Schmerzrezeptoren nehmen die Medikamente gar nicht mehr wahr, erklärt Frau Dr. S. Da hilft nur eins: Weg von allen Schmerzmitteln und neu beginnen.

Schmerzmittelentzug, vor allem Entzug vom Opiat, das sei nicht einfach, so die Ärztin. Ihre Erfahrungen seien jedoch sehr gut, sagt sie. Sie spricht mir Mut zu. Sie sei ja hier und unterstütze mich. Der Aufenthalt in der Klinik wird voraussichtlich bei zwanzig Tagen liegen. Während der ersten beiden Tage sollen meine Schmerzmittel in großen Dosen reduziert werden, danach ginge der Entzug in kleineren Schritten weiter. Immer so, wie ich es vertragen und annehmen könne. Parallel dazu bekäme ich ein Schmerzmedikament aus der Gruppe der Antikonvulsiva, welches gegen meine neuropathischen Schmerzen geeigneter sei. Dieses Medikament werde langsam eindosiert.

Ich habe ein solches Medikament schon einmal genommen: es hat mich stark gedämpft und mein Gewicht erhöht. Deshalb spreche ich meine Bedenken aus. Die Ärztin nimmt diese sehr ernst. Das jetzige sei ein viel älteres und erprobteres Mittel, ich solle aber das Gewicht kontrollieren, man könne das Medikament auch noch durch ein anderes ersetzen.

Gezielte Physiotherapie und weitere Therapien werden angeboten. Infiltrationen sollen die Schmerzen an Ort und Stelle lindern oder gar ausschalten, so dass man in einem schmerzfreien Bereich besser therapieren könne.

Ich bin mit einem Fahrplan in diese Klinik gekommen. Dieser Fahrplan hat hier jedoch keine Gültigkeit. Er ist veraltet, sagt Frau Dr. S. Sie bietet mir einen neuen Fahrplan an, das Ziel ist ungewiss, ein Blind Trip sozusagen, aber anscheinend ein Ziel im Irgendwo.

Ich entscheide mich, auch in Absprache mit meinem Mann, springe auf, auf diesen unbekannten Zug, will es versuchen. Verlieren kann ich nichts, außerdem kann ich jederzeit die Notbremse ziehen.

Parallel zum Entzug der Opiate wird das neue Medikament eindosiert. Sicher ist es die Wirkung beider Maßnahmen zusammen, die mir schwer zu schaffen macht. Stundenweise geht es mir sehr schlecht. Übelkeit und Schwindel sind ausgeprägt. Eine innere Unruhe macht sich breit. Kopf- und Rückenschmerzen nehmen kontinuierlich zu. Schon die geringste Belastung verstärkt den Schmerz. Das Gehen fällt mir schwer. Die Wege hier sind zwar relativ kurz, aber doch so lang, dass ich den Rollator benötige. Jeder Schritt strengt mich an. Zwischen den Therapien bleibt mir jedoch genügend Zeit, um mich auszuruhen. Und immer gilt, dass ich mich melden kann, wenn es mir zu schlecht ginge, auch, wenn ich seelische Unterstützung bräuchte. Frau Dr. S kommt zweimal am Tag zu mir ins Zimmer, um sich nach mir zu erkundigen.

Die Tage beginnen mit einem Ingwerwickel für den Rücken. Vor dem Frühstück geht es ins Bewegungsbad, danach ist Elektrotherapie, Progressive Muskelentspannung oder Physiotherapie angesagt. Ein straffes Programm, doch immer mit genügend Pausen. Es gibt psychologische Begleitung, Wärmepacks nach Bedarf und gutes Essen. Alle Menschen sind umsichtig, freundlich und fürsorglich: Streicheleinheiten für Körper und Seele.

Der Entzug geht voran. Ich weine viel. Ein typisches Zeichen, sagt meine Physiotherapeutin, eine großgewachsene, stämmige Frau, dabei sehr herzlich. Ich solle den Tränen freien Lauf lassen. Aushalten sei nicht mehr angesagt. Die Therapeutin macht einen kompetenten Eindruck auf mich. Frau Dr. S hatte sie extra für mich bestimmt.

Am dritten Tag nach meiner Ankunft bezieht eine Mitpatientin das zweite Bett im Zimmer. Sie ist eine nette junge Frau, wir unterhalten uns auch gut. Leider ist sie starke Raucherin, eine dicke Wolke blauer Dunst umgibt sie. Was noch schlimmer ist; ihre Kleider verpesten sogar durch die geschlossene Schranktür hindurch unser Zimmer. Mir wird regelrecht schlecht davon. Sobald sie hinausgeht, reiße ich die Balkontüre auf, um frische Luft hereinzulassen.

Ich sitze im eiskalten Zimmer, als Frau Dr. S zur Visite kommt. Ob mir nicht kalt sei, fragt sie. Ich erkläre ihr die Situation. Ohne zu überlegen zückt sie ihr Telefon und organisiert umgehend ein Einzelzimmer für mich. Es sei mir nicht zuzumuten, mich zu vielen Reizen auszusetzen, ich bräuchte Ruhe um das zu machen, wonach mir sei.

Donnerstag morgens ist Chefarztvisite. Auch der Klinikchef ist die Menschlichkeit in Person. Er ist so groß, dass ich den Kopf weit zurücklegen muss, um ihn anzusehen. Als er bemerkt, dass es mich anstrengt, zu ihm hochzuschauen, setzt er sich auf einen Stuhl.

Die Schmerzen könne man mir nur bedingt nehmen, meint er, es gelte, ein gutes Schmerzmanagement zu erstellen. Man wolle hier das Bestmögliche für mich tun. Von einer Medikamentenpumpe rät er mir ab. Sieht sie nicht indiziert bei mir, ich sei noch viel zu jung. Ginge man von einer normalen Lebenserwartung aus, würde ich fünfunddreißig Jahre mit dieser Pumpe leben, das funktioniere nicht.

Ich stehe nun im Zwiespalt und muss wieder einmal entscheiden, welche Meinung die richtige ist.

Die des Chefarztes hier in der Klinik, oder die von Dr. M, der die Medikamentenpumpe bei mir als indiziert ansieht. Ich werde mich wieder einmal vertrauensvoll an meinen langjährigen Schmerztherapeuten wenden und seine Ansicht zu dieser Situation einholen.

Am Ende der Woche stellt mich Frau Dr. S in der Schmerzkonferenz vor, bei der alle Ärzte des Hauses vertreten sind. Was den dislozierten Cage in der HWS betrifft, sind alle derselben Meinung; den könne man auf keinen Fall so belassen. Hier liege eine klare Operationsindikation vor. Mir wird ein Neurochirurg empfohlen, der sich auf Halswirbelsäulen spezialisiert. In drei Wochen schon kann ich mich bei ihm vorstellen.

Dann habe ich den ersten Termin bei der Psychologin der Klinik. Ich erzähle in kurzer Form vom Beginn der Erkrankung bis 2010. Danach beschreibe ich mein Kranksein ausführlicher, berichte auch über die Erfahrungen mit der anderen Schmerzklinik.

Insgesamt sei ich auf einem guten Weg, auch durch die regelmäßigen Psychotherapiestunden daheim, sagt die junge Psychologin. Ich hätte schon einen recht guten Umgang mit meinen Schmerzen gefunden, den man durch Biofeedback eventuell noch vertiefen könne. Sie erklärt und bietet mir diese Methode an. Ich darf wählen, ich muss nicht, kann bei Bedarf auch immer das Gespräch mit ihr suchen. In der kommenden Stunde möchte ich das Biofeedback kennenlernen.

Was mich oftmals unruhig werden lässt, ist der Gedanke an daheim, wie es dort weitergehen wird. Ja, unterschwellig habe ich Angst, dass ich mit den momentanen und massiven Einschränkungen weiter leben muss. Ein Stück mehr Lebensqualität würde ich mir schon sehr wünschen. Auf meine Frage hin antwortet Frau Dr. S, dass sie dazu im Moment noch gar nichts sagen könne. Auf jeden Fall jedoch würde ich einen Plan mit heim nehmen. Das beruhigt mich einigermaßen. Ich will geduldig sein, einen Schritt nach dem anderen gehen.

Der Chefarzt spricht mich ein weiteres Mal auf die Medikamentenpumpe an. Sicher würde sie mir zunächst die Schmerzen schneller nehmen, sagt er, doch wäre das Grundproblem der Schmerzen nicht gelöst. Die Morphinmenge würde unweigerlich ansteigen, mich mit der Zeit im Wesen verändern, im schlimmsten Fall, wie schon jetzt bei den oralen Opiaten, würden meine Rezeptoren das Morphin nicht mehr aufnehmen, die Pumpe würde keine Wirkung mehr zeigen.

Mir leuchtet diese Aussage ein. Dennoch denke ich immer wieder an die Äußerung von Dr. M, der viele Patienten mit Schmerzpumpen betreut. Er erzählte mir von einer Patientin, die schon seit fünfundzwanzig Jahren mit der Pumpe lebe. Warum also solle sie bei mir nicht funktionieren? Doch bin ich gewillt, den momentanen Weg weiter zu verfolgen und zu sehen, wohin mich dieser am Ende führen wird.

Ich wurde hauptsächlich in diese Klinik geschickt, um mittels intensiver Infiltrationen diagnostisch und therapeutisch weiterzukommen. Der erste Termin dafür war für die zweite Woche festgelegt. Ich finde mich zum vereinbarten Zeitpunkt vor dem Behandlungszimmer ein. Da eröffnet mir Frau Dr. S, dass sie keine Infiltrationen an mir vornehmen werde, das Risiko einer Blutung wäre ihr, wegen meiner Thrombopathie (Blutgerinnungsstörung), zu groß.

Sie hat mit dem Arzt aus dem Gerinnungslabor telefoniert, der die Diagnose gestellt hat. Er habe dringend von Infiltrationen abgeraten. Man könnte dabei leicht ein kleines Gefäß verletzen, dadurch eine unkontrollierbare Blutung auslösen, was in meinem und im schlimmsten Fall fatale Folgen, zum Beispiel eine Querschnittslähmung, haben könne. Frau Dr. S erklärt mir das alles plausibel. Im Grunde denke ich, dass ich unter Umständen viel Glück gehabt habe, dass bisher noch nichts passiert ist. Und dennoch stößt mich ihre Mitteilung vor den Kopf, da nun eine weitere Möglichkeit entfällt, gegen die Schmerzen zu intervenieren.

Die Angst, es könnte alles so bleiben, wie es ist, bricht über mich herein. Dabei vergesse ich völlig, was ich im Umgang mit dem Schmerz zu lernen begonnen habe. Einmal mehr holt mich die Verzweiflung ein.

Frau Dr. S versucht mich zu beruhigen, sagt, dass ich mir nicht so viele Gedanken machen solle. Sie sei immer noch zuversichtlich, dass es mir besser gehen werde, wenn ich die Klinik verlasse, dass es auf jeden Fall einen guten Ausblick geben werde.

Sicher hat sie Recht. Sie sieht es mit ihren Augen, mit ihrer Erfahrung, mit ihrem Verständnis. Aber ich erlebe es gefühlsmäßig. Und das ist absolut hart. Man mag einwenden, dass ich während des Entzugs empfindsamer sei. Meine Gefühle, vor allem meine Angst, lassen sich aber nicht für ein paar Tage verschieben oder gar abstellen.

In dieser Not rufe ich meine Psychotherapeutin daheim an. Es ist sehr beruhigend, ihre Stimme zu hören. Sie nimmt meine Verzweiflung ernst. Sie weiß, wie lange ich schon daran arbeite, einen gangbaren Weg zu finden. Und jetzt werden all meine Überlegungen und Entscheidungen über den Haufen geworfen, stehe ich vor einer zusätzlichen Hürde, vor einer neuen Herausforderung, ohne auch nur im Geringsten zu wissen, wo sie mich hinführen mag.

Dass ich in dieser Situation in Tränen ausbreche, hat nichts mit dem Entzug zu tun, ist kein Ausdruck einer Depression. Vielmehr handelt es sich um eine ganz realistische Angst vor dem Ungewissen, vielleicht mit chaotischen Zügen. Das mag ich nicht abstreiten.

Ich will, dass all diese Belastungen endlich einmal aufhören. Doch ungeachtet meines Willens heißt es auch hier wieder: Es ist, wie es ist. In diesem Fall sind es meine Ängste, die sind wie sie sind.

Wie schon öfter in solch plötzlich auftretenden und zusätzlich belastenden Momenten drängen sich mir viele Wörter auf. Sie entspringen meinen Gedanken, spiegeln meine momentane Verfassung wider, enden aber meistens in einer Art Zuversicht.

Angst

Ich, hier, allein,
meine Gedanken kreisen,
machen wilde Sprünge,
realistische und auch chaotische,
ganz bestimmt.

Angst, hier, in mir,
sitzt in meiner Seele,
realistisch und auch chaotisch,
ganz bestimmt.

Zeit, kommt und geht,
nimmt mich mit auf die Suche,
realistisch und auch chaotisch,
ganz bestimmt.

Ich, hier, im Vertrauen,
es gibt einen Weg,
realistisch, vielleicht auch chaotisch,
aber ganz bestimmt.

In kleinen Schritten wird mir das Opiat entzogen. Übelkeit, Hitze und Schwindel plagen mich. Von jetzt auf gleich bin ich sehr erschöpft. Ich brauche viel Ruhe. Kurz darauf macht sich eine innere Unruhe in mir breit, ich kann nicht liegen, bin zappelig. Auch das vergeht. Wieder Ruhe. Ich handle ganz nach meinem Befinden, bekomme Wärmekissen und Fürsorge. Lothar ist seit gestern da, hat sich in einer Pension ein Zimmer gebucht. Das tut gut. Wie wichtig es ist, einen geliebten Menschen bei sich zu haben, wenn einen das Leben beutelt. Ich erzähle, er hört zu. Ich schlafe, er wacht. Er ist da und hält meine Hand. Tief verbunden. Am frühen Nachmittag macht er sich auf den Heimweg. Auch das ist gut. Er wird daheim gebraucht und ich brauche Ruhe.

Abgesehen von den Entzugserscheinungen geht es mir zeitweilig recht ordentlich, vor allem von der Psyche her. Ich spüre Momente echten Wohlbefindens, in denen ich lachen kann, ohne dass es sich hysterisch oder gekünstelt anhört.
Meine Ängste ängstigen mich nicht mehr so vehement. Vermutlich, weil ich sie teilen und verteilen konnte. Mit meinem Mann, der einfach nur dasitzen und meine Hand halten kann. Mit meiner Psychotherapeutin daheim, die mir gut zuspricht, mich an meine eigene Kraft erinnert. Mit meiner besten Freundin, die mich schon allein durch ihr Dasein beruhigt. Mit meinem Schmerztherapeuten, mit dem ich die Lage sachlich besprechen kann. Ich habe es das erste Mal geschafft, mich mitzuteilen, konnte meine Ängste aussprechen ohne Angst zu haben, als depressiv zu gelten. All das gibt mir Halt, gibt mir wieder Boden unter meinen Füßen, gibt mir Kraft für den nächsten Schritt.

Nach zwei Tagen Pause bekomme ich wieder einen Ingwerwickel für den unteren Rücken. Er tut gut, durchwärmt die Haut und die Muskulatur bis in die Tiefen. Ein Kraftpaket, sagt die Nachtschwester, die ihn mir anlegt.

Man kann den Ingwerwickel auch daheim gut zubereiten. Etwas frischen Ingwer reiben, mit ein paar Löffeln heißem Wasser verrühren, auf ein Stück Molton auftragen und auf den Rücken legen. Darüber ein Moltontuch wickeln und zusätzlich ein großes Handtuch schlingen. Eine halbe Stunde wirkt der Ingwerwickel, es wird immer wärmer, brennt auch ein bisschen auf der Haut, aber nicht unangenehm. Das Tuch mit dem Ingwer wird entfernt, Molton und Handtuch werden noch einmal um den Bauch geschlungen, um die Wärme zu halten. Es folgt eine halbe Stunde Nachruhen. In dieser Zeit bewege ich mich durch und kann danach gut aufstehen. Normalerweise, heute nicht.

Die Schmerzen sind stärker als üblich. Erst einmal duschen, denke ich. Allein das wird schon zur Anstrengung. Halb acht steht die Vojta-Therapie – eine physiotherapeutische Behandlung – auf dem Programm, die mich sehr erschöpft. Anschließend gehe ich zum Frühstück. Danach schleppe ich mich hoch in mein Zimmer. Mir ist übel und schwindelig, mein Kopf fühlt sich schwer an, ich bin vollkommen kraftlos und lege mich ins Bett. Am Vormittag habe ich keine weitere Anwendung mehr, das ist gut. Immer wieder stehe ich auf, laufe ein paar Meter, die Erschöpfung hält an. Dann wird es Zeit für das Mittagessen. Das gleiche Spiel.

Als ich unten auf meinem Platz sitze, könnte ich umfallen vor Erschöpfung. Ich esse die Hälfte meiner ohnehin nur halben Portion, kann dabei kaum das Besteck halten, meine Hände zittern wie die einer alten Frau. Ich will eigentlich nur noch zurück auf mein Zimmer. Die Dame vom Service bemerkt, dass es mir nicht gut geht und besteht darauf, eine Schwester zu rufen.

Die Schwester kommt mit dem Rollstuhl, nimmt mich mit

in den Pflegestützpunkt und ruft den Chefarzt. Frau Dr. S ist zu meinem großen Bedauern den Rest der Woche im Urlaub. Der Chefarzt ist schnell zur Stelle und fragt mich, was ich selbst denken würde, warum es mir so schlecht gehe. Ich kann es nur an der seit gestern großzügig veränderten Medikation festmachen. Eins der Medikamente wurde am Vorabend abgesetzt, das neue Medikament in seiner abendlichen Dosierung verdoppelt, das Opiat in der morgendlichen Dosierung halbiert. Ich hatte das gestern mit der Ärztin so abgesprochen, wir wollten es wagen.

Der Chefarzt meint, dies sei vermutlich ein Schritt zu viel gewesen. Er selbst würde das vorsichtiger handhaben. Aber jetzt sei es so, ein Zurück komme nicht in Frage. Die nächste Medikationsanpassung stünde erst an, wenn es mir wieder besser gehe. Ich solle mich zunächst einmal ausruhen und am Abend noch einmal bei ihm vorbeikommen.

Trotz der erhaltenen Fürsorge durch die Schwester und den Arzt fühle ich mich sehr schlecht. Müde, kraftlos, traurig, die Kehle brennt vor verhaltener Tränen. Ich eile auf mein Zimmer, wo ich die Beherrschung verliere und erst einmal jämmerlich weine, Rotz und Wasser heule. Nach einer Weile beruhige ich mich etwas und rufe meine Freundin Teresa an, kann zunächst wieder nur weinen. Ihre tröstende Stimme am anderen Ende tut mir jedoch gut. Wie immer kann sie mich beruhigen und mir wohlbesonnene Tipps für das Gespräch am Abend geben. Sie ist mir eine unendlich große Stütze.

Auch mit meinem Mann telefoniere ich. Er kann aus der Ferne nicht viel tun. Seine Stärke ist seine tatkräftige Hilfe und die Hilfe vor Ort. Wir reden über alltägliche Dinge, was mich von meinem momentanen Kummer ablenkt.

Täglich fülle ich hier einen Schmerzbogen aus. Frühmorgens, vormittags, nachmittags, abends und nachts. Die Schmerzstärke wird zwischen 1 und 10 angegeben. Anhand dieses Bogens wird deutlich, dass die Intensität der Schmerzen kontinuierlich ansteigt.

Meine Physiotherapeutin fragt mich täglich wie es mir gehe, in welchem Verhältnis Psyche und Schmerz stünden. So pauschal mag ich das nicht beantworten. Es kommt immer auf den Kontext an: Wenn es mir schlecht geht, heißt das nicht automatisch, dass es an der Psyche liegt. Gestern ging es mir vermutlich schlecht, weil die Medikamentendosierung zu stark geändert wurde. Die Psyche stand dabei nicht im Vordergrund.

Überhaupt reagiere ich zuweilen sehr empfindlich, wenn mir jemand von außen sagen will, wie es mir geht.

Sicherlich ist mein Nervenkostüm angekratzt. Doch denke ich, dass bei anhaltend starken Schmerzen jeder Mensch irgendwann einmal an seine psychischen Grenzen kommt.

Biofeedback

Die junge Psychologin, die das Biofeedback bei mir durchführen wird, erwartet mich im Testraum.

Das Biofeedback dient dazu, dem Bewusstsein eine bestimmte Körperfunktion anhand physiologischer Messungen zugänglich zu machen. In meinem Fall werden die Spannung der Nackenmuskulatur und die Atemfrequenz ermittelt. Für diese Messungen werden an bestimmten Körperstellen Elektroden angebracht, die über Leitungen mit einem Messgerät verbunden sind. Das Gerät wiederum ist an einen Computer angeschlossen, dessen Bildschirm die Grafik der gemessenen Abläufe aufzeigt.

Bei Schmerzpatienten besteht im Allgemeinen eine erhöhte Muskelspannung, so auch bei mir. Dennoch kann ich meine Muskulatur schon recht gut willkürlich beeinflussen.

Anhand der Atemkurve sieht die Psychologin jedoch, dass meine Atmung nicht perfekt ist. Ich atme zu tief ein und zu schnell aus. Auf diese Weise nehme ich zu viel Sauerstoff auf, gebe zu viel Kohlendioxid ab. Es kommt zu einem Überschuss an Sauerstoff, der sich im Gewebe ablagert, was zur Übersäuerung und somit zur Verkrampfung der Muskulatur führt.

Die Psychologin erklärt mir, wie ich es besser machen kann: Kurz durch die Nase bis in den Bauch einatmen, dabei auf eins zählen, durch den Mund ausatmen und dabei auf drei zählen. Es ist nicht leicht. Meine Atemmuskulatur ist an die alte Atmungsweise gewöhnt, jetzt fällt ihr die neue schwer. Ich habe jedoch gut verstanden, worauf es ankommt und werde eine effektivere Atmung üben.

Die Atmung steht in direkter Verbindung mit der Muskelspannung. Die effektivere Atmung entspannt automatisch die Muskulatur. Ich finde diese Zusammenhänge spannend, vor allem kann man diese auch anhand der sichtbaren Kurven gut verstehen und nachvollziehen.

Das Biofeedback wird zur Diagnostik ebenso wie zur Therapie eingesetzt.

Meine Physiotherapeutin arbeitet intensiv an meinem Steißbein, um operationsbedingte Verklebungen im Lendenwirbelbereich zu lösen. Nach mehreren Sitzungen ist das Steißbein sehr gereizt und bereitet mir scheußliche Schmerzen. Bei solch schmerzhaften Behandlungen meldet sich schnell mein vegetatives Nervensystem mit Übelkeit, Schwindel und Erschöpfung. Nach der Behandlung gehe ich auf mein Zimmer. Die Schmerzen sind weiter stark, auf der Skala zwischen 1 und 10 reihe ich sie bei 9 ein. Sie eskalieren. Ich versuche, mich so gut wie möglich auf einem Wärmekissen einzurichten, mich zu entspannen, lasse mich auf die Schmerzen ein, die so stark sind, dass sie meine ganze Aufmerksamkeit auf sich ziehen.

Ich schließe die Augen und atme dorthin, wo die Schmerzen sitzen. Gefühlsmäßig verstärken sich diese, werden jedoch mit der Zeit weniger und ich finde zu einer entspannten Atmung zurück. Endlich ist auch diese Achterbahnfahrt überwunden. Meine Gedanken sortieren sich, ich überdenke die Therapie an meinem Steißbein. Es lässt sich keinerlei Sinn hinter dieser Behandlung erkennen, die eher an eine Folter im frühen Mittelalter erinnert, als an eine Schmerzbehandlung im einundzwanzigsten Jahrhundert. Womöglich müsste ich viel früher Stopp sagen, nicht so viel aushalten.

An das Wochenende gliedert sich ein Feiertag an. Die Oberärztin hat Dienst und besucht jeden Patienten der Station einzeln. Ich hatte bisher noch keinen Kontakt zu ihr. Sie spricht meine Leberwerte an, ein Wert, die GGT, sei sehr stark erhöht. Das ist mir bekannt. Dieser Blutwert wird engmaschig durch meinen Hausarzt kontrolliert.

Die GGT (= Abkürzung für Gamma-Glutamyl-Transferase, auch γ-GT, gesprochen Gamma-GT) ist ein Enzym, das in vielen Körperzellen zu finden ist. Es spielt eine Rolle bei Entzündungen und vor allem beim Abbau schädlicher Substanzen in der Leber, wie zum Beispiel Alkohol oder Medikamente. Die GGT reagiert sehr empfindlich auf Schädigungen an der Leber oder Galle, ist oft schon erhöht, bevor Symptome und Beschwerden einer Erkrankung auftreten.

Die Ärztin sagt, wenn die alten Medikamente abgesetzt seien, würde die GGT schnell sinken.

Die Oberärztin möchte wissen, wie es mir mit den Schmerzen gehe und meint, man könne auch ohne Schmerzmittel, nur durch Bewegung schmerzfrei sein. Ich möchte diesen Tag lieber heute als morgen erleben. Drei verschiedene Ärzte, drei unterschiedliche Aussagen! Diese hier lässt sich für mich am wenigsten nachvollziehen.

Einmal mehr arbeitet es in meinen Hirnwindungen, mache ich mir Gedanken und nehme mir vor, mich von der Physiotherapeutin nicht mehr so plagen zu lassen. Ich sehe keinen Sinn darin. Ich will mich nicht durch die Euphorie von Frau Dr. S anstecken lassen, die vielleicht zu sehr nach den Sternen greift, will mich nicht von der Aussage des Chefarztes verunsichern lassen, der eventuell keine wirkliche Schmerzverbesserung für mich sieht, lasse mich nicht von der Aussage der Oberärztin beeindrucken, die meint, dass Bewegung allein zur Schmerzfreiheit führt. Bei all diesen Aussagen steht ein kann davor oder dahinter, kein muss.

Das Opiat ist inzwischen vollständig entzogen. Trotz anhaltender Schmerzen kann ich sagen, dass der Entzug ein wirklich guter Schritt ist. Das Opiat hat mir am Ende meine Schmerzen nur unzureichend genommen. Vor allem aber wird deutlich: Ich bin wieder mehr ich selbst.

Die Dosierung des neuen Medikaments wird ein weiteres Mal erhöht. Testphase: vierzehn Tage. Bis dahin soll ich beobachten, ob sich die Nervenschmerzen bessern, ob und wie ich mit den Nebenwirkungen leben kann.

Frau Dr. S spricht lange mit mir. Immer noch ist sie davon überzeugt, dass es mir ohne Medikamentenpumpe besser gehen wird. Erschwerend käme der Eingriff an der Halswirbelsäule dazu. Aber ich solle mir anhören, was der Facharzt zu diesem Thema sagen werde und danach entscheiden. Die Ärztin betont, dass ich sie jederzeit in der Klinik anrufen könne, sollte es irgendwelche Probleme und Fragen geben. Auch mein Schmerztherapeut könne gerne zu ihr Kontakt aufnehmen.

Sie empfiehlt weiterhin eine begleitende Psychotherapie – zur Unterstützung bei gelegentlichen Tiefs, die unweigerlich entstehen werden. Auch die Physiotherapie solle ich weiterführen.

Zudem empfiehlt sie die Therapie nach Vojta, wie ich sie hier schon bekomme. Sehr gut wäre auch eine osteopathische Begleittherapie.

Drei Wochen sind vergangen.

Beim Abschlussgespräch geht Frau Dr. S viele Aspekte mit mir durch. Wo gibt es eine Verbesserung, wo eine Verschlechterung, was ist gleich geblieben? Die Ärztin bittet mich nochmals ausdrücklich darum, zehn Wochen ohne erneute Opiate durchzuhalten, so dass sich die Rezeptoren erholen könnten. Würden die Schmerzen in dieser Zeit durch gezielte Physiotherapie und Bewegung nicht zurückgehen, müsste man die Situation neu beleuchten. Sehr gerne würde sie in einigen Wochen eine Rückmeldung von mir erhalten, wie es mir ginge, auch bezüglich der angedachten Operation an der Halswirbelsäule.

Dass eine Besserung nur in sehr, sehr kleinen Schritten vonstattengehen werde, solle mich nicht entmutigen, spricht sie mir zu. Ich würde vermutlich öfter noch in ein Loch fallen, der Schmerzen wegen, die auch die Psyche betreffen. Ich bräuchte viel Kraft und Geduld. Beides hätte ich schon zur Genüge bewiesen, sagt sie. Beides wünscht sie mir weiterhin von ganzem Herzen. Keine Ratschläge, keine Belehrungen, nur Bitten höre ich von ihr. Gute Wünsche, ehrliche Worte und immer noch Fürsorge.

»Wer keinen Mut hat zum Träumen, hat auch keine Kraft zum Kämpfen.«
Weisheit aus Afrika

In dieser Klinik habe ich einen völlig neuen Weg eingeschlagen, fühle mich auf der ersten Wegstrecke wohler, erlebe ein wenig mehr Lebensqualität. Bei angepasster Belastung mit aushaltbaren Schmerzen, die vermutlich mitunter eskalieren, mich immer wieder beuteln werden. Doch will ich weiterhin lernen, mit ihnen umzugehen.

Ich bin gewillt, diesen Weg zu gehen – in der Hoffnung, es möge ein guter Weg sein, ein annehmbarer Weg.

Ich bin eine Träumerin, auch eine Kämpferin. Eine Kämpferin für ein besseres Leben.

Wieder daheim

»Geduld ist ein Pflaster für alle Wunden.«
Irisches Sprichwort

Nach drei Wochen Klinik ist es schön, wieder daheim, in meiner vertrauten Umgebung zu sein. Lothar hat, zu meiner Unterstützung, noch zwei Tage frei. Sich aus dem geschützten Rahmen einer Klinik heraus wieder im eigentlichen Leben zu orientieren, ist nicht einfach.

Ohne die Opiate fühle ich mich deutlich wohler. Lothar sagt, dass meine Augen wieder strahlen würden. Alle, die mich reden hören, erkennen eine deutliche Verbesserung. Meine Psychologin freut sich, mich so zu erleben. Wie ich mich gebe, was ich erzähle, sei so ehrlich. Das tut mir in der Seele gut. Ich bin wieder viel mehr ich selbst.

Daheim ist es jedoch nicht nur schön, sondern auch schwierig. Die Schmerzen zeigen sich häufig von ihrer schlimmen, quälenden Seite. Ich bin ebenso wenig belastbar wie vor dem Klinikaufenthalt, habe dahingehend jedoch keine große Veränderung erwartet. Mir war es in erster Linie wichtig, eine Perspektive zu bekommen und die hat sich für mich eröffnet. Ob es eine echte Perspektive für mein weiteres Leben ist, das wird sich zeigen.

Mit Ruhe und Entspannung schaffe ich es, mich den Schmerzen hinzugeben. Vollkommen schmerzfrei bin ich kaum mehr, weder am Tag noch in der Nacht. Das neue Medikament wirkt zufriedenstellend gegen die Nervenschmerzen, versetzt mich zeitweilig jedoch in einen erheblichen Taumel, der sich in Gleichgewichtsstörungen äußert, die mir zuweilen meine Selbstständigkeit nehmen.

Ich muss mich um vieles kümmern. Die Suche nach einem Osteopathen und Vojta Therapeuten gestaltet sich schwierig. Meine Physiotherapeutin ist bis Ende November im Urlaub. Ich muss erst einmal ohne diese Hilfen zurechtkommen.

Trotz all dieser Widrigkeiten habe ich nicht ein einziges Mal daran gedacht, die Notbremse zu ziehen, um wieder auf den alten Zug aufzuspringen.

Die Tage nehmen ihren Lauf, zeigen sich in Höhen und Tiefen. Ich fühle mich wie in einer Schiffschaukel. Auf dem Weg nach unten drückt die Schwerkraft auf den Magen, mir wird ganz übel, auf dem Weg nach oben zieht mich die Fliehkraft mit und ich fühle mich ganz leicht.

Die Schmerzen sind manchmal kaum aushaltbar. Dann liegen die unterschiedlichsten Gedanken wie schwere Steine auf meiner Seele und in mir herrscht ein erhebliches Durcheinander. Eine Mischung aus Angst und Zuversicht. Ab und zu überfällt mich eine große Unruhe, vor allem nachts. Meine Psyche schlägt Kapriolen.

Dennoch scheine ich ohne die Opiate mental stärker zu sein. Ich weine nicht mehr so viel, mein Lachen erwacht zu neuem Leben. Dabei muss ich achtgeben, dass ich nicht wieder in mein altes Muster verfalle, in dem ich manch schwierige Situation mit einem Lächeln überspiele; vor allem neuen Menschen gegenüber.

Meine Psychotherapeutin kennt diese Reaktion, kann meist einschätzen, wie mir dahinter zumute sein mag. Sie sagt, ich müsse Ärzten, denen ich zum ersten Mal begegne, die mir eigene Art erklären, mit einem Lächeln über persönliches Unwohlsein oder gegebene Unstimmigkeiten hinwegzutäuschen.

»Ein ganz klein wenig Süßes kann viel Bitteres verschwinden machen.«

Francesco Petrarca

Früher waren wir zu zweit oder zusammen mit den Kindern viel in der Natur, vorwiegend in den angrenzenden Wäldern unterwegs. Heute fahren Lothar und ich hin und wieder mit dem Auto zu einer dieser wunderschönen Stellen, die viele Erinnerungen beherbergen. Wir sitzen da, lauschen den Geräuschen, atmen den Duft der Natur und fassen unsere Erinnerungen in Worte.

Neben unserem Gartenteich steht eine Pergola. Weintrauben wachsen darüber, im Spätsommer fallen uns die reifen Früchte förmlich in den Mund. Hier erleben wir den ganzen Sommer über viele schöne Momente, sehen unserer Hausamsel beim Baden zu und wie sie, ganz ungeniert, die besten Weintrauben aufpickt.

Lothar und ich holen Buchenlaub im Wald, um meine Schildkröten in ihrem Winterquartier zuzudecken. Während Lothar das Laub einsammelt, schiebe ich es mit den Füßen hin und her. Dieses Rascheln erzeugt ein Glücksgefühl in mir. Ich möchte am liebsten drauflosspringen, mit den Füßen das Laub aufwirbeln. Hoch und höher. Neben diesem Glücksgefühl schwingt auch eine Traurigkeit mit. Ich war immer sehr aktiv. Und das fehlt mir. In den Wald zu gehen zum Beispiel, draufloszulaufen, die frische Waldluft einzuatmen, den Kopf frei bekommen.

Früher konnte ich stundenlang in einem Buchladen stöbern. Heute ist mein Notebook das Tor nach draußen, ich stöbere in der virtuellen Welt. Es ist gut, dass es diese Möglichkeit gibt, aber die Dinge lebendig zu sehen, sie zu berühren, zu riechen, zu schmecken, anderen Menschen zu begegnen, das ist eine ganz andere Erfahrung.

Die Einschränkungen, die mir mein Kranksein auferlegt schmecken mitunter bitter wie Lebertran. Das Süße daran ist, dass ich das Wenige, das ich noch gehen, schaffen und erleben kann, viel intensiver wahrnehme.

Wut und Seelenschmerz

»Stelle dich deinen Empfindungen. Das, was unterdrückt wird, kommt völlig unerwartet nach oben.«

Anselm Grün

Von Zeit zu Zeit überfallen mich Wut und Aggression. Meine Seele füllt sich wie ein Fass: mit Hilflosigkeit, Traurigkeit, Verlust, Schmerz, Angst, Schwäche. Oft ist es nur der besagte letzte Tropfen – ein Wort, eine Tat, ein Lied, ein Gedanke – der dieses Fass zum Überlaufen bringt und dadurch eine schlummernde Aggression, eine zornige Wut in mir weckt. Manchmal schlagen Wut und Aggression um in unüberschaubare Verzweiflung oder enden in tiefer Traurigkeit, wodurch ein Druck entsteht, in meiner Brust, auf meiner Seele. Mein Seelenschmerz. Immer wieder fordert er sein Recht ein, bricht unversehens aus mir hervor, lässt mich weinen, heulen, toben. Je länger ich versuche, diesen Seelenschmerz zu unterdrücken – weil ich mich meiner Tränen schäme oder keine Schwäche zeigen will – desto heftiger bricht er aus mir hervor. Manchmal trifft mich dieser Seelenschmerz mit einer Kraft, die mich kaum mehr atmen lässt. Er sticht, reißt, zerrt, peinigt, hält mich fest in seinen Fängen. Ich fühle mich wie eine Ertrinkende, dem Ersticken nahe. Dieser Seelenschmerz saugt mich aus, lässt mich energielos und einsam zurück. Für den Moment.

Das Spannende ist, dass ich aus jeder einzelnen dieser Schmerzattacken, dieser Wutausbrüche lerne, eine neue Sichtweise erlange, dass sich eine neue Tür öffnet, die mich einen Schritt im Annehmen meines Schicksals voranbringt.

Frau A, meine Psychotherapeutin, versteht sehr gut, wie mir

zumute ist. Versteht meine Wut. Ich könne und solle ihr verbal
Ausdruck verleihen, sie in Worte fassen und aufschreiben, sagt
sie.

Die Wut loswerden sei wichtig und gut, aber bitte ohne mich
selbst zu schädigen! Durch Selbstvorwürfe oder unsinnige, körperliche Tätigkeiten.

Wutimpressionen

Wut drückt meine Hilflosigkeit aus, meinen Verlustschmerz,
meine Traurigkeit, mein Unverständnis.
Ich fühle mich ausgeliefert und um mein Leben betrogen.
Diese körperliche Schwäche, sie grenzt mich ein.
Das macht mich wütend.

Wut, manchmal schlucke ich sie einfach nur hinunter.
Oft jedoch schreibe ich sie mir, wie eine Verrückte,
von Seele und Herz.
Das beruhigt mich, verkleinert die Wut in mir.

Wut, das Monster.
Ein Bollen, gleich einer Eisenkugel schwer.
Drückt auf meine Brust.
Das Wutmonster.

Meine Wut braucht ein Ventil.
Ich, der Kessel.
Druck in mir, der kontinuierlich steigt.
Ich, der Kessel.
Explodiert.

Wut ist schreien und heulen,
aggressiv und unzufrieden,
müde und sprachlos,
traurig sein.

Wut gehört zum täglichen Leben.
Wut bringt Veränderung.
Nicht nur im negativen Sinn.
Wut hat auch etwas Positives.
Sie bereichert, regt mich zum Nachdenken an.
Sie lässt mich aufbegehren, lässt mich wehren.
Sie gibt mir Kraft, gibt mir eine Stimme.
Sie lässt mich nachdenken, lässt mich handeln.
Meine Wut macht mich auch stark.
Nicht immer, aber doch.

Wut in mir. Zorn. Wütender Teufel.
Manchmal erkenne ich mich selbst kaum wieder.
Ich möchte lauthals schreien, rennen, boxen.
Ich möchte aus meinem Körper ausbrechen.

Die Ärzteodyssee geht weiter

November 2012. Der Vorstellungstermin bezüglich der Halswirbelsäule steht an. Wir haben einen Termin bei einem Facharzt in einer spezialisierten Klinik. Lothar und ich machen uns um acht Uhr auf den Weg. Die Fahrt dauert knappe zwei Stunden. Bei der Anmeldung werden wir auf eine Stunde Wartezeit vorbereitet. Ich finde Platz auf einer Liege im Gang. Wir warten drei Stunden, bevor man uns aufruft.

Leider stellt sich heraus, dass der Facharzt, auch Chefarzt der Klinik, nur die Privatpatienten behandelt. Uns stellt sich ein Assistenzarzt vor. Der Arzt befragt mich im Vorfeld zu meinen Beschwerden, macht die üblichen Tests, begutachtet die Röntgenbilder und MRT-Aufnahmen. Später kommt der Oberarzt dazu, stellt sich als die rechte Hand des Chefarztes vor.

Er erklärt nochmals, was er auf den Bildern erkennen kann, spricht eine Empfehlung für eine Operation aus. Zum einen würde er den dislozierten Cage durch einen neuen ersetzen, die beiden Wirbel miteinander verplatten, um ein erneutes Herausrutschen zu verhindern. Zum anderen vermutet er, dass der Bandscheibenvorfall zwischen dem sechsten und siebten Halswirbel unter Belastung auf das Rückenmark drückt, was die neurologischen Auffälligkeiten erklären würde.

Der Oberarzt klärt uns über die Risiken dieser Operation auf, recht unsensibel, wie ich finde. Eine Revisionsoperation mache kein Arzt gerne, sagt er, sie stelle ein zusätzliches Risiko für den Patienten dar und sei eine große Herausforderung für den Operateur.

Ein Vertrauen kann ich in dieser kurzen Zeit nicht aufbauen, den Worten des Arztes nicht mehr richtig folgen, was an meiner Erschöpfung liegen mag. Anders Lothar. Er hat viel mit dem Oberarzt gesprochen und erlebt ihn auf jeden Fall als fachlich kompetent.

Im Anschluss an diese Besprechung folgt ein Gespräch mit dem Anästhesisten. Das ist insofern sehr wichtig, als man wegen meiner Blutgerinnungsstörung besondere Vorsicht walten lassen muss. Der Anästhesist betont einerseits mein Glück, dass es hinsichtlich der Thrombopathie noch zu keinen größeren Komplikationen gekommen sei. Andererseits geht er nur unbefriedigend auf meine eigenen Bedenken und Fragen ein. Ich weise ihn vorsichtig auf die Möglichkeit hin, mit meinem Hämatologen (Arzt im Gerinnungslabor) Kontakt aufzunehmen. Offensichtlich fühlt er sich durch meine Anmerkung gekränkt. Ziemlich verschnupft sagt er, dass das nicht nötig sei. Er wüsste genau, wie er vorzugehen habe, ich dürfe ihm ruhig vertrauen.

Das Verhalten des Anästhesisten beruhigt mich nur wenig. Mein Bauchgefühl meldet sich mit Angst und Wut. Das ganze Wochenende plage ich mich mit diesem schlechten Gefühl, weshalb ich am Montag selbst mit dem Hämatologen Kontakt aufnehme. Er bestärkt mich in meinen Bedenken und wundert sich, denn mein Anruf solle die Pflicht des verantwortlichen Anästhesisten sein.

Schon während des Telefonats fühle ich mich zunehmend wohler. Der Hämatologe sagt, ich müsse in einer Klinik operiert werden, die für alle Eventualitäten hinsichtlich einer Thrombopathie eingerichtet sei. Mit einer Operation an der Halswirbelsäule sei nicht zu spaßen, man dürfe hier keinerlei Risiko eingehen. Er empfiehlt mir eine Klinik, mit der er gute Erfahrungen macht. Sogleich vereinbare ich dort einen Termin für Mitte Januar.

Meine Geduld wird erneut auf die Probe gestellt. Aber es ist eine gewisse Lebensversicherung, wenn ich mit Vorsicht agiere.

Januar 2013. Der Besuch in dieser weiteren Klinik zeigt mir zum x-ten Mal, dass jede Klinik ihre eigene Strategie verfolgt. Noch viel erstaunlicher ist es, dass jeder Arzt die radiologischen Bilder anders interpretiert, laut dem Motto: fünf Ärzte, sieben Meinungen.

Ein junger Assistenzarzt begrüßt uns. Er ist freundlich, untersucht, erklärt, vermutet. Dann verlässt er mit meinen Unterlagen den Raum. Eine halbe Stunde später kehrt er zurück. Er hat sich mit seinen Oberärzten besprochen, ohne mich direkt mit einzubeziehen. Wie soll ich das nun wieder verstehen? Die Ärzte hier erklären die neurologischen Auffälligkeiten als Nebenwirkung der Medikamente, die ich einnehme. Sie sehen keine Notwendigkeit einer weiteren Operation, raten mir sogar davon ab, in Anbetracht dessen, dass vorangegangene Operationen meine Situation immer weiter verschlechtert haben.

Als Patientin werde ich verunsichert, bleibe mir selbst überlassen, muss alleine entscheiden, welche der Aussagen nun zutrifft: Kompression des Rückenmarks oder Nebenwirkung der Medikamente? Ein Unterschied bei der Befundinterpretation, der weitreichende Folgen nach sich ziehen kann.

Der junge Assistenzarzt stellt die Möglichkeit einer Epiduralen Rückenmarkstimulation (SCS) in den Raum. Er erklärt in wenigen Sätzen die wesentliche Wirkung, kann mir jedoch keine Klinik nennen oder gar empfehlen, in der diese Methode angewendet wird. Auch in diesem Punkt werde ich alleingelassen.

Mit dem Gefühl, hier fehl am Platz zu sein, dränge ich meinen Mann zum Gehen – enttäuscht und ohnmächtig meiner Krankheit gegenüber, die uns immer wieder vor eine neue Hürde stellt. Gibt es denn keinen Arzt, der mich kompetent beraten kann? Muss es zu immer neuen, immer weiter verwirrenden Aussagen kommen? Wem kann ich was glauben, wem vertrauen?

Zum wiederholten Mal wende ich mich vertrauensvoll an meinen langjährigen Schmerztherapeuten Dr. J, bitte ihn um seine Meinung. Er überweist mich erneut an seinen Kollegen Dr. M. Bei ihm war ich schon zur Beratung bezüglich der Medikamentenpumpe. Einen Sprechstundentermin bekomme ich zeitnah.

Dr. M zeigt sich von seiner bekannten fürsorglichen Seite. Erklärt und berät uns hinsichtlich der SCS. Zudem hat er aus seiner früheren Arbeit an einer anderen Klinik genügend Erfahrung bezüglich der Thrombopathie, konkretisiert, wie er darauf eingehen wird, was mein Vertrauen in ihn vertieft. Obwohl Dr. M einer positiven Wirkung der SCS in meinem Fall eher skeptisch gegenübersteht, stimmt er mir zu, einen Versuch zu wagen. Es wäre eine Lösung, die ohne zusätzliche Medikamente auskäme.

So entscheide ich mich für die Testung der SCS. Wir verabreden einen Termin in sechs Wochen.

Im Dschungel der Formulare

Meine Erkrankung macht eine dauerhafte, vermutlich lebenslange Physiotherapie nötig. Ein- bis zweimal in der Woche gehe ich zur Krankengymnastik und Manuellen Therapie, dazu ein- bis zweimal zur Vojtatherapie.

Für chronisch Kranke hat ein Facharzt die Möglichkeit, die Anzahl der Therapieeinheiten außerhalb des Regelfalls anzuheben. Mein Orthopäde, der mir in erster Linie die Rezepte für die Physiotherapie ausstellt, ist diese Form der Heilmittelverordnung nicht geläufig. Er sucht zwei Formulare zusammen, die sich später als die falschen erweisen. Zudem ärgert er sich über diesen Formularwahnsinn, der ihm wertvolle Zeit für seine Patienten stiehlt. Das mag gerechtfertigt sein, allerdings bin ich die falsche Adresse, um seinem Unmut Luft zu machen. Ich höre die Worte des Arztes, komme mir dabei wie eine Bittstellerin vor.

Lothar, der mich zu diesem Termin begleitet, reagiert ebenfalls mit Unmut, allerdings gegenüber dem Arzt. Sagt, dass er (der Arzt) sich auch in unsere Lage versetzen müsse, dass es für mich mit viel Aufwand verbunden sei, in die Praxis zu kommen. Er (Lothar) müsse sich seinerseits für diese Zeit vom Betrieb frei machen, um mich zu ihm zu fahren.

Ich denke in solchen Momenten an die Menschen, die keine Hilfe durch ihre Angehörigen erfahren, die keine Kraft haben, um sich zu wehren, sich nicht artikulieren, nicht kommunizieren können.

Ich sorge mich, was weiter geschehen wird. Solche Arztbesuche kosten unnötig Kraft, belasten zusätzlich. Meinen Mann noch mehr als mich selbst. Hier bin ich die Starke. Lothar ist oft erstaunt, dass ich in einer solchen Situation so ruhig bleibe. Vermeintlich ruhig. Meine unerschöpfliche Kraft ist es, die mir diese Ruhe nach außen verleiht. Ich rede und denke kaum, lasse die gegebene Situation auf mich wirken. Irgendwann fange ich an zu überlegen, arbeite geistig daran, einen Umgang mit diesen zusätzlichen Erschwernissen zu finden.

Befreiung von Zuzahlungen

Als chronischer Patient kann man sich von Zuzahlungen zu Arzneimitteln, Heilmitteln und Hilfsmitteln sowie bei Krankenhausaufenthalten und Kuren befreien lassen. Damit Krankenversicherte finanziell nicht überfordert werden, ist eine Zuzahlung nur bis zur Höhe einer bestimmten Belastungsgrenze zu leisten. Die gesetzliche Regelung hierzu findet sich im Paragraph 62 SGB V. Die Belastungsgrenze beträgt normalerweise zwei Prozent der jährlichen Bruttoeinnahmen zum Lebensunterhalt. Für chronisch Kranke, die wegen derselben schwerwiegenden Krankheit in Dauerbehandlung sind, beträgt sie ein Prozent der jährlichen Bruttoeinnahmen zum Lebensunterhalt.

Wird die Belastungsgrenze bereits innerhalb eines Kalenderjahres erreicht, hat die Krankenkasse eine entsprechende Bescheinigung auszustellen, dass für den Rest des Kalenderjahres keine Zuzahlung mehr zu leisten ist.

Weiß der Versicherte, dass er dieses eine Prozent auf jeden Fall übersteigt, kann er diesen Betrag zu Jahresbeginn an die Kasse entrichten und erhält sogleich die Bescheinigung zur Zuzahlungsbefreiung.

Bei meiner zuständigen Krankenkasse erfrage ich die nötigen Formulare und Anträge für eine Zuzahlungsbefreiung. Ein einfacher Vordruck? Weit gefehlt.

Ich muss eine Bescheinigung für die Bescheinigung der Bescheinigung herbeibringen, so ungefähr. Dabei fällt mir ganz spontan das Lied von *Reinhard Mey* ein, in dem unsere Büro-kratie besungen wird:»...*einen Antrag auf Erteilung eines An-tragformulars, zur Bestätigung der Richtigkeit des Durchschrift-exemplars...*«

Ziemlich genervt lege ich das Formular erst einmal zur Seite. Im späteren Verlauf erfahre ich, dass ich nur ärztliche Verord-nungen geltend machen kann. Privat in Anspruch genommene Leistungen werden nicht berücksichtigt, genauso wenig wie die Fahrtkosten zum Arzt oder zur Therapie (diese kann man jedoch beim jährlichen Einkommenssteuerausgleich geltend machen). Erst wenn man außergewöhnlich gehbehindert (aG) oder blind (bl) ist, werden die Zuzahlungen, die man zu ambu-lanten Fahrten leistet, angerechnet. Dafür muss man den ent-sprechenden Nachweis seiner Schwerbehinderung erbringen.

Antrag auf Schwerbehinderung

Eine Schwerbehinderung lässt sich vom Versorgungsamt fest-stellen. Auf einem entsprechenden Antragsformular muss der Antragsteller sein Begehren begründen. Wichtig ist es, seinen behandelnden Arzt über die Antragstellung zu unterrichten. Er kann gleich entsprechende schriftliche Unterlagen beifügen.
Der Grad der Behinderung (GdB) wird in Zehnergraden ausgedrückt (20 bis 100). Ab einem GdB von 50 erhält man einen Schwerbehindertenausweis und ist berechtigt, bestimmte Nachteilsausgleiche in Anspruch zu nehmen.
Neben dem GdB enthält der Ausweis, je nach Art der Be-hinderung, bestimmte Merkzeichen. G für erhebliche Gehbe-hinderung, aG für außergewöhnliche Gehbehinderung, das Merkzeichen B berechtigt zur Mitnahme einer Begleitperson.

Weiter gibt es Merkzeichen für blinde, gehörlose, kriegsversehrte oder völlig hilflose Menschen.

Der Ausweis hat die Grundfarbe grün. Ein Ausweis, der zur unentgeltlichen Beförderung im öffentlichen Personenverkehr berechtigt, ist grün-orange.

Während meines Reha-Aufenthaltes im März 2012 stellte der dortige Sozialarbeiter beim für mich zuständigen Versorgungsamt einen Antrag auf Schwerbehinderung. Vier Monate dauerte die Bearbeitung. Ein Grad der Behinderung (GdB) von dreißig wurde mir bewilligt. Einen Widerspruch erhob ich damals nicht. Mir fehlte der Weitblick für meine Erkrankung, erkannte die bestehende Behinderung, trotz großer Einschränkungen, als nicht schwerwiegend an.

Auf Anraten meiner Psychotherapeutin und angesichts meiner abnehmenden Gehfähigkeit stelle ich im Februar 2013 einen Verschlimmerungsantrag. Ich begehre eine Höherstufung des GdB und das Merkzeichen aG. Mit diesem Merkzeichen wäre es mir möglich, eine Marke für einen Behindertenparkausweis zu bekommen.

Da ich schon eine Bearbeitungsnummer besitze, bekomme ich die Antragsformulare umgehend mit der Post zugesandt.

Verlangt werden alle schriftlichen Unterlagen der beiden letzten Jahre: Arztberichte, Untersuchungsergebnisse, die Adressen meiner behandelnden Ärzte. Darüber hinaus sollten die Einschränkungen aus Sicht des Patienten beschrieben werden. Zur Formulierung nehme ich die Hilfe meines Hausarztes in Anspruch.

Die Bearbeitung meines Antrages dauert erneut vier Monate. Der mir jetzt zugesprochene Grad der Behinderung von siebzig entspricht jedoch nicht meinem eigenlichen Befinden. Der Gutachter schreibt: »Die AS (Antragstellerin) ist mit dem

Rollator mobil.« Eine sehr weitreichende Aussage. Es liest sich, als könnte ich am Rollator meinen Alltag gut bestreiten. In Wahrheit plage ich mich am Rollator im Schneckentempo und mit winzigen Schritten über eine Strecke von etwa dreißig Metern, bevor mir das rechte Bein seine Arbeit versagt. Ich muss es jetzt aus der Hüfte heraus nach vorne bringen, was eine starke Belastung für die Wirbelsäule ist. Die defekten Nerven werden zusätzlich gereizt, bei etwa fünfzig Metern stehen die Schmerzen kurz vor der Explosion. Bordsteinkannten, Unebenheiten oder Steigungen verschlimmern diesen Zustand. Die Wegstrecke verkürzt sich, die Schmerzen setzen viel früher ein. In diesem Zustand kann ich nicht annähernd einen normalen Alltag bestreiten. Dieses Mal lasse ich mich nicht beirren und lege sofort Widerspruch ein.

Mein Widerspruch wird abgelehnt, der Antrag dem Regierungspräsidium des Landes Baden Württemberg zur zusätzlichen Prüfung vorgelegt. Im August erhalte ich auch von dort eine Ablehnung meines Antrages. Nach Auswertung meiner ärztlichen Unterlagen hat das zuständige Amt entschieden, dass die bei mir vorliegenden Funktionsbeeinträchtigungen mit dem bewilligten GdB als angemessen bewertet zu betrachten seien, mir kein aG zustehen würde.

Bisher hat mich noch keiner dieser Gutachter und Prüfer persönlich gesehen. Vielleicht ist es böse gedacht. Doch müssten die zuständigen Entscheidungsträger nur einen Tag in die Rolle des jeweiligen Betroffenen schlüpfen, würde die Beurteilung sicher anders ausfallen.

Von einer Mitpatientin erhalte ich den Hinweis, dass der Grad einer Schwerbehinderung nicht zuletzt auch vom Ausmaß der Schmerzen beim Gehen abhängig ist, weshalb der Betroffene das Recht auf einen schmerztherapeutisch geschulten Gutachter hat.

Wiederholt kontaktiere ich die zuständige Stelle im Versorgungsamt. Von der Sachbearbeiterin am anderen Ende der Leitung bekomme ich jedoch keine Auskunft darüber, welcher Fachrichtung der für mich zuständige Gutachter angehört. Ich lasse nicht locker und erfahre im Gespräch, dass die Beurteilung meiner Gehfähigkeit einzig auf dem Krankenhausbericht vom März 2013 beruht. (Gemeint ist der Bericht über die SCS-OP, über die ich später noch ausführlich schreibe.) In diesem OP-Bericht sind zwar die verschiedenen Diagnosen aufgeführt, doch handelt es sich um eine abstrakte Beschreibung geschädigter Strukturen ohne Berücksichtigung ihrer Auswirkungen auf die funktionellen Abläufe meines Körpers wie zum Beispiel meine Gehfähigkeit.

Ich bin sprachlos und wütend zugleich. Weder wurde bei meinem Hausarzt noch bei meinem Schmerztherapeuten eine Auskunft über meinen aktuellen Gesundheitszustand eingeholt. Da werden meine Gehfähigkeit und der Grad der Behinderung anhand eines OP-Berichtes festgestellt. Obwohl ich am liebsten loszetern würde, bleibe ich freundlich und besonnen, denke, dass die Sachbearbeiterin vielleicht einen Vermerk in meiner Akte hinterlassen könnte. Das mag etwas schizophren klingen; doch ist dieser Gedanke, durch meine bisherig gemachten Erfahrungen, sicher gar nicht so abwegig.

An diesem Antrag ließe sich nichts mehr ändern, sagt die Sachbearbeiterin. Ich könne in etwa sechs Monaten einen erneuten Änderungsantrag stellen oder Klage vor dem Sozialgericht einreichen. Die Klage schreckt mich ab, der Vorgang würde eineinhalb bis zwei Jahre dauern. Woher soll ich die Kraft dafür nehmen? Guten Glaubens entscheide ich mich für einen Änderungsantrag in einem halben Jahr.

Ein weiterer Schritt – eine neue Chance

»Nur manchmal, während wir so schmerzhaft reifen,
dass wir an diesem beinah sterben,
dann: formt sich aus allem, was wir nicht begreifen,
ein Angesicht und schaut uns strahlend an.«

Rainer Maria Rilke

März 2013. Der Termin zur Testung der Epiduralen Rückenmarkstimulation ist gekommen. Ich finde mich zur stationären Aufnahme in der Klinik ein. Dr. M ist krank, doch werde ich sehr freundlich von seinem Kollegen, Dr. P begrüßt. Es folgen Aufnahmegespräch, Blutentnahme, Gespräch mit dem Anästhesisten, eine Psychologin schaut bei mir vorbei und zuletzt noch ein Physiotherapeut. Alle Menschen hier sind fürsorglich und achtsam.

Epidurale Rückenmarkstimulation(SCS)

Mit Stimulationselektroden können periphere Nerven sowie das Rückenmark stimuliert werden, um chronische Nervenschmerzen zu lindern. Der von der Elektrode ausgelöste Nervenreiz soll den Nervenschmerz verdrängen. Dieser Effekt hält auch über die Stimulationsphase hinaus an.

Unter örtlicher Betäubung setzt man im Bereich der Lendenwirbelsäule einen kleinen Hautschnitt. Über diesen Schnitt wird eine Sonde auf die Rückenmarkshaut geschoben und unter Stimulation und Mitarbeit des Patienten so platziert, dass die Nervenwurzel und somit das zugehörige Schmerzareal erreicht werden. Der Schmerz wird durch eine individuell einstellbare, elektrische Stimulation gelöst. Hierdurch verspürt der Patient ein feines Kribbeln, welches in den meisten Fällen als sehr angenehm empfunden wird. Die Nervenfaser wird blockiert, so dass der Schmerz nicht mehr fortgeleitet werden kann. Während einer mehrtägigen Testphase beobachtet man zunächst den Stimulationseffekt. Bei optimalem Erfolg wird in einem zweiten Eingriff, unter Vollnarkose, die Sonde mit einem Impulsgeber verbunden, der in das Fettgewebe des Mittelbauchs implantiert wird. Der Impulsgeber wird vom Arzt vorprogrammiert. Der Patient kann dieses Gerät über einen Sender selbstständig ein- und ausschalten und in der Stimulationsstärke den individuellen Bedürfnissen anpassen. Lediglich nach Batterieerschöpfung wird ein örtlicher Eingriff im Mittelbauchbereich zum Batteriewechsel notwendig.

Leider bleibt die SCS ohne Erfolg

Innerhalb von drei Tagen werde ich zweimal operiert. Ich bin dabei wach, nur örtlich betäubt, da Dr. M und der Gerätetechniker, der bei der Operation anwesend ist, auf meine Rückmeldung angewiesen sind. Gegen die aufkommenden Schmerzen wird mir Morphin gespritzt.

Gut gepolstert liege ich auf dem Bauch. Ausnahmslos alle Ärzte, Schwestern und OP-Helfer sind aufmerksam und hilfsbereit. Während der ersten OP bin ich sehr ruhig, lasse die Situation auf mich zukommen.

Leider zeigt sich, dass die SCS keinen Erfolg verspricht. Das Gebiet um die LWS lässt sich nicht stimulieren. Vorrangig entsteht ein sehr unangenehmer Druck, der nach wenigen Minuten neue Schmerzen hervorruft. Vermutlich sind die Vernarbungen zu stark, die Nervenschädigungen zu weit fortgeschritten, das Geschehen zu chronifiziert, als dass die LWS auf die Stimulation reagieren könnte.

Dr. M und der Techniker geben ihr allerbestes. Der eine, um einen geeigneten Platz für die Elektroden zu finden, der andere, um das Gerät so gut wie möglich einzustellen.

Zwei Tage bleiben die Elektroden zur Testung liegen, eine positive Reaktion bleibt, zu aller Enttäuschung, aus.

Bei der zweiten Operation soll eine letzte Platzierung der Elektroden vorgenommen werden. Leider bringt auch dieser Versuch keinen Erfolg und die Elektroden werden vollständig entfernt. Bei diesem Eingriff bin ich schnell erschöpft, enttäuscht und deprimiert. Der Anästhesist bemerkt meine Tränen, streichelt mir mitfühlend und aufmunternd meinen Arm.

Die gesamte Prozedur verlangt mir wieder einmal viel meiner physischen und psychischen Kräfte ab. Ich bin erschöpft und niedergeschlagen. Mir wird bewusst, welch große Hoffnung ich in diese Intervention gesetzt hatte. Gedanken und Fragen treten hervor, schlagen Purzelbäume, schaukeln hin und her, wippen auf und ab. Wie soll es weitergehen? Was und wie viel an Interventionen kann ich noch ertragen? Was kann meine Psyche noch verkraften?

Ich bin an einem Punkt angelangt, an dem mein Kopf – mein Verstand – meinen Körper als etwas Eigenständiges ansieht. Wie einen Freund etwa. Würde ich einem Freund, zu seinem schon alltäglichen Leid, weitere Schmerzen zufügen? Ich muss entscheiden, was und wie viel an zusätzlichem Leid ich meinem Körper antun möchte. Gleichzeitig meldet sich die Hoffnung in mir, dass ich diesem Freund womöglich auch Gutes tue, indem ich alle Möglichkeiten ausschöpfe, die ihm zu einer Schmerzlinderung verhelfen könnten. Ist es so? Wie erkenne ich das? Woher weiß ich das? Wer hilft mir bei diesen Entscheidungen? Mein Verstand? Mein Vertrauen?

Lasse ich mich von meinem Gottvertrauen leiten? Ist meine Geschichte noch nicht zu Ende geschrieben? Bin ich noch nicht an dem Punkt angekommen, der für mich vorherbestimmt ist? Dr. M unterrichtet meinen behandelnden Schmerztherapeuten darüber, dass der Eingriff nicht so verlaufen ist, wie auch er gehofft hat. Dr. J schreibt mir eine mitfühlende Nachricht, hält eine Pumpentestung für sinnvoll, sofern und sobald es meine Kraftreserven zuließen.

April 2013. Nach und nach erhole ich mich von den Strapazen der letzten Operationen. Kraft und Energie nehmen wieder zu, meine Gedanken sortieren sich, greifen die Fragen bezüglich einer weiteren Intervention, der intrathekalen Morphinpumpe, erneut auf. Es gibt mehrere Kriterien, die für die Pumpe sprechen, die zumindest eine Testung rechtfertigen. Die zunehmenden Schmerzen und Einschränkungen, der erneute Anstieg meiner Leberwerte.

Die Ärztin, die mich im Herbst 2012 zum Opiatentzug bewog, berief sich wiederholt auf die sogenannte LONTS-Studie: eine medizinische Leitlinie zur ›Langzeitanwendung von Opioiden bei nicht tumorbedingten Schmerzen‹.

Hier tiefer auf diese Studie einzugehen, würde den Rahmen des Buches sprengen. Unter folgender Webadresse wird die Leitlinie zu dieser Studie »patientengerecht« beschrieben.
http://www.awmf.org

Im Folgenden lesen Sie einen Auszug über die Anwendung von Opioiden bei chronischen, nicht tumorbedingten Schmerzen. Der gesamte Artikel ist nachzulesen im:
Deutsches Ärzteblatt 2011; 108(27): A-1541 oder unter http://www.aerzteblatt.de/archiv/97261/Nichttumorbeding-te-Schmerzen-Wie-man-Opioide-richtig-anwendet

»Opioide haben in der Therapie chronischer nichttumorbedingter Schmerzen (CNTS) einen unbestreitbaren Stellenwert. Eine medikamentöse Monotherapie kann jedoch, ebenso wie andere Monotherapien, immer nur partielle Therapieeffekte bei chronischen nichttumorbedingten Schmerzen bewirken. Die Einbindung der Opioidanwendung in ein multimodales Therapiekonzept ist zur Steigerung der Schmerzlinderung in vielen Fällen erforderlich.

Eine Empfehlung für den Einsatz bestimmter Opioidanalgetika oder Nichtopioidanalgetika bei Patienten mit CNTS kann aus den verfügbaren Daten nicht abgeleitet werden, vielmehr ist bei diesen Patienten eine individuelle Therapieauswahl aus den verfügbaren Wirkstoffen erforderlich. Die fehlenden Aussagen in der Literatur zur Langzeittherapie mit Opioiden bei CNTS erlauben es aber auch nicht, daraus eine grundsätzliche Kontraindikation für Opioide für diese Patientengruppe abzuleiten. Zu prüfen ist immer die individuelle Gegebenheit.

Eine Schmerztherapie mit Opioiden bei CNTS muss nach der derzeitigen Datenlage regelmäßig – zumindest alle drei Monate – überprüft werden. Die Indikation zur weiteren Opioidtherapie ist vom Ergebnis der Überprüfung abhängig.«

Zunächst ließ ich mich von der LONTS-Studie beeindrucken, die aus verschiedenen Gründen gegen die Langzeittherapie mit Opioiden ist. Auch ist der Opiatentzug bis heute ein wirklicher Segen für meine geistige Klarheit. Meine Gedanken schwammen in einem Wolkenmeer, fühlten sich unwirklich an. Ohne Opiate kann ich mich deutlich besser konzentrieren. Dass ich ohne die Opiate jedoch mehr Schmerzen habe, diese vor allem viel schneller auftreten, meine Einschränkungen dadurch weitaus größer sind, meine Lebensqualität weiter darunter leidet, das steht auf einem anderen Blatt. Dennoch war eine neuerliche Behandlung mit Morphin bisher keine Option für mich. Doch nach der erfolglosen Testung der SCS flammt dieses

Thema erneut auf. Bei der Suche nach Antworten stoße ich auf Berichte, welche die LONTS-Studie angreifen. Sie würde Ärzte sowie Patienten verunsichern.

Dr. med. Gerhard Müller-Schwefe und Dr. Michael A. Überall äußern sich hierzu in der »Zeitschrift für angewandte Schmerztherapie« (2/2011), herausgegeben von der Deutschen Gesellschaft Schmerztherapie.

Unter folgender Webadresse sind die DGS Zeitschriften im PDF Format abrufbar.

http://www.schmerz-therapie-deutschland.de

Mitbedingt durch das, was ich lese und erfahre, erkenne ich, dass ich noch nicht vollständig bereit bin, um das mir auferlegte Los in dieser Dimension anzunehmen. Auch wenn ich schon ein großes Stück auf diesem Weg der Annahme gegangen bin, mit vielen Helfern an meiner Seite, bin am Ende ich allein es, die fertig werden muss mit meinem Schicksal, meiner Sehnsucht, meiner Einsamkeit, meiner Trauer um Verlorenes, mit meinem Leben mit dem Schmerz.

Dabei stehe ich immer wieder Momenten gegenüber, in denen dieses IST und mein eigenes ICH kaum aushaltbar sind, kann ich in diesen Momenten mein Leben nicht so annehmen, wie es ist, denke ich, dass es noch einen leichteren Weg für mich geben müsste.

Fragen nach dem, was richtig oder falsch ist, treten hervor. Gibt es ein richtig? Gibt es ein falsch?

Sollte ich nicht zuletzt nur nach meinem Bauchgefühl handeln? Das hat mich bisher selten enttäuscht. Doch lässt es sich womöglich von meiner Wunschvorstellung, es müsse einen leichteren Weg geben, beeinflussen?

Mit meiner besten Freundin werkle ich diese Fragen und Gedanken hin und her. Auch wenn wir keine direkte Lösung finden, beruhigt es mich darüber zu sprechen, beruhigt mich schon allein Teresas wohltuende Stimme. Sie findet oft lindernde Worte für meine Qualen.

Aus den Gesprächen mit meiner Freundin, meiner Psychotherapeutin, meinen behandelnden Schmerztherapeuten und aus meinen eigenen Empfindungen heraus entscheide ich mich letztendlich für die Testung der Medikamentenpumpe.

Wüstenzeit – eine neue Krise

»In den Wüstenzeiten unseres Lebens kommen wir ans Ende unserer Kraft. Aber aus solchen Zeiten der Klärung können wir eben auch gestärkt hervorgehen, uns neu orientieren und mit frischem Mut nach vorn weiterleben.«

Margot Käßmann

Ende Mai 2013. Seit drei Wochen plagen mich sehr starke Schmerzen, vermutlich ausgelöst durch eine minimale Dosisreduktion des Antikonvulsivums. Trotz erneuter Anpassung des Medikaments will sich keine durchschlagende Schmerzlinderung einstellen.

Der Schmerz eskaliert. Er explodiert, prügelt voller Aggression auf mich ein. Ich bin ihm hilflos ausgeliefert, weiß nicht mehr aus noch ein. Mein behandelnder Schmerztherapeut und Dr. M sind beide im Urlaub. An wen soll ich mich wenden?

Ich habe eine Notfallnummer von Dr. J, traue mich jedoch nicht, ihn trotz der grausigen Schmerzen und meiner großen Verzweiflung in seinem Urlaub zu stören.

Wieder einmal nimmt Teresa die Zügel in die Hand. Kurz entschlossen ruft sie Dr. J an. Es meldet sich nur die Mailbox, doch schildert sie in wenigen Worten meine Lage. Dr. J meldet sich umgehend bei mir. Er zerstreut meine Bedenken, dass ich ihn in seinem Urlaub behelligen würde. Ich bin sichtlich erleichtert.

Es gäbe zwei Möglichkeiten, sagt er. Klinik oder Opiate. Ich ziehe die zweite Variante in Erwägung. Mit der Entscheidung für die Pumpentestung habe ich innerlich einer Morphingabe schon zugestimmt. Ob ich nun vier Wochen vorher in Form von Tabletten damit beginne, ist für mich in diesem Moment ohne Bedeutung. Ich kann diese Schmerzen nicht mehr aushalten, nicht mehr tolerieren, sie bringen mich schier um den Verstand.

Da ich noch Restmengen an Opiaten daheim habe, kann ich umgehend mit der Medikation beginnen. Wir besprechen die Dosierung. Sollte ich bis in spätestens zwei Tagen keine Besserung verspüren, würde Dr. J die Klinikeinweisung veranlassen.

Ein paar Tage später. Das Medikament hat den schlimmsten Schmerz gebrochen. Mein Körper fühlt sich matschig an, ist von den Schmerzen ausgelaugt wie nach einem Marathonlauf. Genauso mein Herz, meine Seele, mein Verstand. Ich brauche viel Ruhe und Entspannung.

Nach einer Woche sind die Schmerzen deutlich gekappt, meine Belastungsgrenze ist minimal gestiegen. Die täglich mehrfachen Schmerzspitzen lassen sich besser steuern. Parallel dazu zeigen sich jedoch die Nebenwirkungen.

Ein Tauschgeschäft: Schmerzen gegen Konzentrationsstörungen, Reaktionsverzögerung, Unwohlsein. Die Opiate drängen mir ihren eigenen Rhythmus auf. Sie erhitzen und erschöpfen mich. Machen mich müde. Verführen mich zu kurzen Schlafsequenzen am Tag, zwingen mir nachts schlechte Träume auf.

Diese momentane Krise schafft mich, frisst meine wenige Kraft bis auf die Wurzeln ab. Fast lächelnd ziehe ich Parallelen zwischen einer Fetthenne und der gegenwärtigen Verschärfung meiner gesundheitlichen Situation.

Das Dickblattgewächs im Haus meiner Schildkröten hatte keine Chance zu wachsen, weil die Tierchen mit Vorliebe über die zarten Blätter herfielen, die Pflanze immer und immer wieder bis auf die Wurzeln verschlangen. Zum Schutz vor den kleinen Vielfraßen stülpte ich der Fetthenne einen löchrigen

Blumentopf über. Nach vielen Tagen war sie deutlich gewachsen, die Schutzhaube zu klein. Ich nahm sie ab. Keine Stunde später hatten meine gefräßigen Schildkröten wieder alles abgenagt. Daraufhin setzte ich die Pflanze in einen Topf um. Nun kann sie in Ruhe Kraft tanken und neue Triebe ausbilden.

Ich fühle mich ähnlich der Fetthenne. Der Schmerz ist über meine Kräfte hergefallen, hat sie gefressen und verschlungen. Zum Glück blieben ein paar Kraftwurzeln unversehrt. Geduldig verfolge ich das Wachstum der Triebe. Es wird eine Zeit dauern, bis sie neue Kraftreserven zur Verfügung stellen können.

Medikamentenpumpe – Option und Alternative

›Viel zu lange schon
führt mich mein Weg durch einen Tunnel,
dessen Ende im Ungewissen liegt.
Manchmal scheine ich darin fast zu ersticken.
Da umgibt mich ein Hauch frischer Luft,
der mich aufatmen und ermutigt weitergehen lässt.
Manchmal scheine ich blind vor lauter Dunkelheit.
Da blitzen Lichtpunkte auf,
die mich sehen und ermutigt weitergehen lassen.
Unsichtbare Kräfte, hautnahes Erleben,
stärkende Gedanken und liebevolle Begegnungen
geben mir Mut und Zuversicht
für meinen weiteren Weg.‹

Der ersehnte Termin zur Testung der intrathekalen Medikamentenpumpe rückt langsam näher.

Inzwischen stehe ich fest hinter diesem Entschluss, auch wenn mich ein kleiner Kobold in meinem Hinterkopf ermahnt, die Konsequenzen durch die Nebenwirkungen nicht zu verniedlichen. Es ist ein Versuch, werfe ich ein. Wir werden lange genug testen, sagt Dr. M. Ich müsse mir einer ausreichend positiven Wirkung ganz sicher sein.

Intrathekale Medikamentenpumpe

Die Schmerzweiterleitung und -verarbeitung erfolgt über Schmerzbahnen des zentralen Nervensystems. Durch Gabe eines Schmerzmedikaments direkt in das Nervenwasser, welches Gehirn und Rückenmark umspült, kann mit geringsten Medikamentendosen eine vielfach bessere Schmerzlinderung erreicht werden als bei hochdosierter konventioneller Schmerzmedikamentengabe (Tabletten, Pflaster, Spritzen). Darüber hinaus ist eine kontinuierliche und gleichmäßige Medikamentengabe gewährleistet.

Sind bei einem Patienten aufgrund von Verschleiß oder nach mehreren Wirbelsäuleneingriffen chronische Schmerzen entstanden, die durch Medikamente nicht mehr sinnvoll behandelt werden können, z. B. aufgrund ihrer Nebenwirkungen, kann die Implantation einer sogenannten Medikamentenpumpe erforderlich werden.

Unter Voll- oder Teilnarkose wird ein dünner Katheter vom Bauch aus in den Wirbelkanal gelegt und zunächst eine externe Medikamentenpumpe angeschlossen. Bei positiver Wirksamkeit des Medikaments während einer Testphase von ein bis zwei Wochen, wird die Medikamentenpumpe im Bauchbereich unter der Haut platziert. Sie ist durch die Haut von außen zu programmieren. Mittels einer kleinen Nadel wird sie durch die Bauchdecke hindurch gefüllt, je nach Medikamentenbedarf, einmal im Monat längstens einmal in sechs Monaten. Die Pumpe muss bei Batterieerschöpfung, ca. alle sechs bis acht Jahre, gewechselt werden.

Dr. M spricht sehr offen und ehrlich mit mir, was ich besonders an ihm schätze. Er erklärt, dass mir die Pumpe mein altes Leben nicht zurückgeben könne, dass ich weiterhin mit meinen Einschränkungen leben müsse. Die Pumpe solle mir die größten Schmerzen nehmen, solle mir helfen, wenigstens die täglichen Grundanforderungen nahezu schmerzfrei zu bewältigen. Das sei die Pflicht der Pumpe. Alles, was sie mir darüber hinaus schenke, die Kür.

Medikamente

Letztendlich ist auch die intrathekale Medikamentenpumpe nicht bei jedem Patienten erfolgversprechend. Der endgültigen Implantation vorangestellt ist deshalb eine Testphase, während der die Wirksamkeit der zwei möglichen Medikamente beurteilt wird. Ziconotid und Morphin.

Ziconotid
Ziconotid ist ein synthetisch hergestelltes Conotoxin. Conotoxin ist der Giftstoff (Nervengift) einer Meeresschnecke. Die Schnecke lähmt mit diesem Nervengift ihre Beute. Bestimmte Conotoxine werden gegen neuropathische Schmerzen eingesetzt. Durch ihre Eiweißzusammensetzung finden sie jedoch nur in der intrathekalen Infusionstherapie Verwendung; sie würden im Magen-Darm-Trakt zersetzt und somit unwirksam werden.

Unter einer niedrigen Medikation treten selten Nebenwirkungen auf. Erhöht sich jedoch der Bedarf an Ziconotid, nehmen auch die Nebenwirkungen zu. Möglich sind starke Kopfschmerzen, Verwirrung, Schwindel, Erbrechen und Übelkeit, in schweren Fällen Halluzination bis hin zum Kreislaufkollaps. Auch Muskel- und Gelenkschmerzen können zu Beginn der Behandlung auftreten. Es ist sehr wichtig, dass die Dosis in sehr kleinen Schritten und über einen längeren Zeitraum erhöht wird. Auf diese Weise lassen sich auftretende Nebenwirkungen schnell erkennen.

Der Vorteil von Ziconotid besteht darin, dass es die Schmerzweiterleitung über den direkten Weg hemmt. Es tritt kein Gewöhnungseffekt ein, die einmal ermittelte Dosis bleibt somit konstant.

Morphin

Morphin wird aus dem getrockneten Milchsaft der Mohnblume isoliert und gilt als Prototyp der opioiden Schmerztherapie. Durch chemische Abwandlungen lassen sich auch halbsynthetische Opioide herstellen.

Morphin ist als einziges Opioid für die intrathekale Schmerztherapie zugelassen. Es wirkt an bestimmten Rezeptoren der Nervenzelle und unterbindet so die Schmerzweiterleitung. Dabei werden Prozesse in Gang gesetzt, durch die sich eine Gewöhnung an das Medikament einstellen kann.

Gegenüber der systemischen Gabe (orale Medikation) kommt die Verabreichung von Morphin im intrathekalen Verfahren mit wesentlich geringeren Dosierungen aus, wodurch die Gefahr einer Gewöhnung an das Medikament weniger groß ist.

Pumpentestung

›Es scheint, als hätte ich einen Schutzschild um mich herum aktiviert, als stünde ich unter einer Glocke, als wäre ich nicht ich, als erlebte ich die folgende Geschichte mehr als Zuschauerin, nicht als Betroffene.‹

Juni 2013. Ich finde mich zur Testphase der intrathekalen Medikamentenpumpe in der Klinik ein. Aus den veranschlagten vier bis fünf werden neunzehn Tage. Es soll nicht alles so glatt laufen, wie ich mir das erträumt habe und finde es himmelschreiend ungerecht, dass mir immer noch mehr Felsen in den

Weg geworfen werden. Bevor ich fortfahre, möchte ich hier schon verraten, dass die Pumpentestung letztendlich positiv verläuft. Ob die Morphinpumpe eine dauerhafte Lösung für mich sein kann, weiß ich zum jetzigen Zeitpunkt noch nicht. Doch bin ich zuversichtlich.

Mit dem folgenden Bericht möchte ich keinem Patienten von einer Pumpentestung abraten, möchte jedoch auch nicht verschweigen, dass es ein schweres Unterfangen sein kann. Der Testversuch ist kein Sonntagsspaziergang.

Vor diesem Eingriff habe ich mich im Internet über die Pumpentestung informiert, Patientenvideos angeschaut. Nachträglich besehen wurde dabei nur die Sonnenseite der Testphase offengelegt. Allerdings ist jeder Patient ein Individuum, das eben auch ganz individuell auf die verschiedenen Interventionen reagiert. Zudem scheine ich eine ausgesprochene Pechmarie zu sein. Die Katastrophen geben sich die Klinke in die Hand.

Die Operation selbst verläuft gut. Wie schon bei den Operationen zur epiduralen Rückenmarkstimulation erhalte ich – wegen meiner Thrombopathie (Blutgerinnungsstörung) – eine Stunde vor dem Eingriff eine Minirin-Infusion.

Das Minirin, ein synthetisch hergestelltes Hormon, verhindert unkontrollierte Blutungen. Als Nebenwirkung kann es zur Wassereinlagerung und zum Hirnödem kommen, weshalb ich nach der Operation einen Tag zur Überwachung auf der Intensivstation verbringe. Es treten keine Komplikationen durch das Minirin auf, so dass ich am darauffolgenden Morgen auf die normale Station verlegt werden kann.

Gegen die akuten Operationsschmerzen bekomme ich bei Bedarf zusätzliche Schmerzmittel.

Einen Tag nach der OP wird das orale Morphin abgesetzt, die Morphindosis in der Pumpe langsam erhöht. Zwei Tage lang geht es mir schlecht. Mir ist übel. Zudem habe ich Kopfschmerzen, kann mich kaum aufsetzen, sofort fährt mir ein stechender Schmerz in den Nacken, den Hinterkopf hinauf, über die Schädeldecke in Augen und Nase. Dr. M erklärt mir, dass beim Einsetzen des Katheters in den Rückenmarkskanal die Dura (Rückenmarkshaut) durchstochen wird. Dabei kommt es zu minimalem Verlust von Liquor (Gehirnflüssigkeit) und zum Druckverlust. Dr. M sagt, dass junge Frauen auf eine Rückenmarkspunktion häufig mit heftigen Kopfschmerzen reagieren. Obgleich es mir nicht gut geht, muss ich bei der Bezeichnung ›junge Frau‹ lächeln.

Ich muss mich mehrfach übergeben, weshalb alle Medikamente intravenös verabreicht werden. Dreimal täglich bekomme ich mehrere Infusionen mit unterschiedlichen Lösungen. Das Pflegepersonal benennt den Infusionsständer als Weihnachtsbaum, weil die kleinen Fläschchen wie Kugeln daran baumeln.

Ich liege die meiste Zeit flach, stehe nur zur Toilette auf. Immer wieder bekomme ich einen Zitteranfall. Insgeheim verfluche ich die Pumpentestung, zweifle meine Entscheidung an. Doch spüre ich auch eine leichte Schmerzverbesserung.

Am dritten Tag nach der Operation sind die Kopfschmerzen besser. Die Übelkeit jedoch nimmt kein Ende, worauf ich ein Neuroleptika bekomme. Was für ein Hammerzeug! Nach der zweiten Tablette bin ich so weich im Kopf, dass ich keinen klaren Gedanken mehr fassen kann. Auch wenn die Übelkeit deutlich nachgelassen hat, dieser Preis ist mir unverkennbar zu hoch. Nach Rücksprache mit dem Arzt setzt er das Medikament wieder ab. Die Übelkeit kehrt zum Glück nicht zurück. Vermutlich hat dieses starke Mittel die Schranke durchbrochen.

Es ist der vierte Tag nach der Operation. Ich bin sehr erschöpft, zittrig und unruhig. Im Laufe des Nachmittags geht es mir zunehmend schlechter. Das Zittern geht in wahre Anfälle über. Die Unruhe wird unerträglich. Ich kann nicht liegen, muss mich alle paar Minuten hinsetzen, aufstehen, ein paar Schritte gehen. Mit Entspannungstechniken wie Halten von Mudra und geführter Meditation versuche ich mich zu beruhigen. Ohne Erfolg. Ich finde keinen Atemrhythmus.

Die Schwester ruft den diensthabenden Arzt. Er erkennt Entzugserscheinungen und verordnet mir eine Codeintablette. Codein ist eine natürlich vorkommende chemische Verbindung aus der Gruppe der Opiate. Es soll in meinem Fall die Entzugserscheinungen mildern. Leider zeigt das Medikament auch eine Stunde nach Einnahme noch keinerlei Wirkung.

Ich kann nicht mehr, bin restlos verzweifelt, weine. Mir geht es richtig schlecht. Die innere Unruhe ist nicht mehr auszuhalten, ich drücke erneut die Klingel. Die herbeigerufene Schwester erscheint recht unsensibel. Sie betritt nicht einmal das Zimmer, sagt von der Tür aus kurz angebunden, dass ich mich ausruhen solle. Ausruhen? Ich versuche ihr zu erklären, wie schlecht es mir geht. Sie sieht doch, wie ich zittere, erkennt sie denn nicht meine Angst? Ich fühle mich in großem Maße unverstanden.

In meiner Not rufe ich Teresa an. Tage später sagt sie mir, dass sie mich noch nie so verzweifelt gehört habe.

Teresa kann nicht glauben, dass die Schwester so wenig einfühlsam ist. Sie ist selbst Ärztin und ruft persönlich auf der Station an, um bei der diensthabenden Schwester zu intervenieren. Ich kenne den Wortlaut nicht, doch ihr Auftritt zeigt Wirkung. Die Schwester kommt kurz darauf, misst Blutdruck und Puls, beide Vitalzeichen sind merklich erhöht. Sichtlich nervös ruft sie Dr. M an, der schon im Feierabend ist. Er verordnet ein akut wirkendes Morphinpräparat, das die Entzugserscheinungen mildern soll.

Unterdessen versucht Teresa Lothar zu erreichen, der auf einem Fest mit Arbeitskollegen ist und macht ihn über Umwege ausfindig. Besorgt über das, was ihm Teresa berichtet begibt er sich umgehend auf den Weg zu mir. Er ist der Beste, mein ganz persönlicher Prinz. Ohne Frage lässt er alles stehen und liegen, nur um mich in meinem Elend zu unterstützen.

Bei mir tritt langsam Ruhe ein. Das Morphin wirkt und wird als Bedarfsmedikament beibehalten.

Man hätte das orale Morphin besser in kleinen Schritten absetzen sollen, denke ich für mich, und parallel dazu die Dosis in der Pumpe erhöhen. Die Ärzte handeln nach ihren Erfahrungen. So muss ich noch mehr Selbstverantwortung übernehmen, denn im Grunde ist es mir bewusst, dass ich sehr sensibel auf Medikamente, noch mehr auf eine Medikamentenumstellung reagiere. Ich muss früher auf mich hören und achten, darf nicht mehr so lange abwarten, bis es mir erneut so schlecht geht. Einen Opiatentzug hatte ich ja schon einmal erlebt, doch war das Nichts gegenüber diesem Zustand.

Der nächste Tag ist ein Samstag. Kurz vor Mittag steigt meine Unruhe erneut, das Zittern nimmt wieder zu. Ich warte nicht lange und erbitte die Bedarfsmedikation. Wenig später wird mir schwindelig, versagt mein Gehör. Erschöpfung? Kreislauf? Stress? Ich weiß es nicht, spüre nur ein Unwohlsein, das den weiteren Tag anhält. Durch bewusstes Atmen und Achtsamkeitsmeditation lässt sich dieses Unwohlsein irgendwie ertragen.

Beim Erwachen am nächsten Morgen merke ich sofort, dass etwas nicht stimmt. Mein linkes Ohr ist wie in Watte gepackt. Die Ohrmuschel fühlt sich pelzig an. Ich höre kaum etwas auf dem Ohr, vor allem nicht die tiefen Töne. Kein Blätterrauschen, nicht meine eigene Stimme. Geräusche lassen sich nicht zuordnen. Ist das ein Hörsturz?

Ich bin zutiefst irritiert und teile einer Schwester meine Vermutung mit. Es ist mir fast schon peinlich, dass ich täglich mit neuen Wehwehchen aufwarte. Was mögen die Schwestern nur von mir denken? Nehmen sie mich überhaupt noch ernst?

Es ist schon Mittag, als der diensthabende Arzt bei mir vorbeischaut, kümmert sich dann aber umgehend, nimmt Kontakt zu dem HNO Arzt einer benachbarten Klinik auf. Für den Abend bekomme ich dort einen Termin, werde liegend mit dem Rettungsdienst gebracht. Die gesamte Aktion umfasst sehr anstrengende drei Stunden. Die Fahrt im Rettungswagen ist scheußlich. Die Liege ist bretthart, ich kann mich nicht entspannt darauf ablegen. Jede Unebenheit der Straße, jede noch so kleine Kurve wird zur Tortur. Wir holen noch eine weitere Patientin von daheim ab. Sie hatte einen Schwindelanfall, kann aber auf dem Platz neben mir sitzen. Wir unterhalten uns ein wenig, was mich von dieser quälenden Fahrt ablenkt. Die Rettungssanitäter fahren mich bis zum Behandlungszimmer des HNO-Arztes, dort muss ich die Liege mit einem Stuhl tauschen. Im Gang warten noch einige andere Leute. Ich kann mich kaum im Sitzen halten und schaue um die Ecke. Dort treffe ich auf eine Schwester, die mir auf meine Anfrage eine Liege aus dem Nebengang herbeischiebt. Nach geraumer Zeit bin ich an der Reihe. Meine Vermutung bewahrheitet sich.

War das denn auch noch nötig? Wer ist dafür zuständig? Ein böser Geist? Habe ich denn nicht schon genug mitgemacht? So viele schlechte Tage und kein Ende! Der Höllenritt hält weiter an. Lieber Gott! Wo bist du?

Das Pech zieht mich an wie der Mist die Fliegen.

Seit einer Woche bin ich in der Klinik. Es passiert eine Panne nach der anderen. Lächelnd und mit wenig Ernst sagt meine

Tochter, ich solle nicht immer so gierig nach allen Katastrophen haschen. Wie Recht sie hat. Leider habe ich selbst keinen Einfluss darauf.

Die zusätzliche Belastung durch den Hörsturz ist groß. Die verschiedensten Geräusche um mich herum lassen sich kaum ertragen. Im linken Ohr parkt gefühlsmäßig ein LKW mit laufendem Kühlaggregat, im rechten pfeift scheinbar ein Zeilen-Trafo, wie sie früher in den Fernsehern verbaut waren. Stimmen höre ich in Wellen, als würde ein Roboter sprechen, beim Telefonieren entstehen Nebengeräusche, als würde jemand Wäsche waschen.

»Alles, was schiefgehen kann, wird auch schiefgehen.«

Murphys Gesetz

Trotz der täglichen Morphinsteigerung leide ich unter starken Schmerzen. Dr. M löst über die Pumpe einen Bolus aus (eine zusätzliche Verabreichung eines Medikaments), um schnell auf eine effektive Dosis zu kommen. Sollten die Schmerzen in einer Stunde nicht besser sein, könnte ich mir selbst einen weiteren Bolus geben. Die Schmerzen werden nur wenig besser. Bis zum Nachmittag habe ich schon vier Boli ausgelöst.

Zu allem Übel tropft die Pumpe an der Anschlussstelle vom Katheter in das Gehäuse. Die Pumpe schlägt häufig Alarm. Dr. M ist nicht mehr im Haus. Der diensthabende Arzt versucht sein Möglichstes, um diesen Fehler zu beheben. Er sticht den Port etwa zwanzig Mal durch die Haut am Bauch an, ohne Erfolg. Für mich eine sehr quälende Prozedur. Der Arzt handelt sehr unsensibel. Es scheint mir, als würde er nicht wissen was er tut. Mein Bauch brennt und schmerzt durch die grobe Behandlung. Einmal mehr halte ich aus!

Letztendlich zieht der Arzt die Portnadel, sagt, dass Dr. M am nächsten Morgen danach schauen solle. Wiederholt bekomme ich Morphin oral, habe Angst vor vermehrten Schmerzen und vor allem vor erneuten Entzugserscheinungen. Solch eine Tortur möchte ich nicht noch einmal erleben. Meine Psyche steht schwer unter Druck. Ich kann lange nicht einschlafen. Später erlebe ich einen Alptraum, der mir das nochmalige Einschlafen verbietet. Mental gelähmt liege ich da, verstehe nichts mehr, habe Angst. In diesem Moment fluche und schreie ich innerlich, klage den lieben Gott an. Meine Situation ist zum Davonlaufen. Scheiß Kranksein! Scheiß Drogen! Scheiß Alptraum! Scheiß Leben! Ich bin kraftlos und müde.

Am kommenden Morgen legt Dr. M eine neue Portnadel. Auch ihm bietet der Port einen gewissen Widerstand, doch beim zweiten Mal ist die Nadel drin. Dieser Erfolg ist leider nicht von langer Dauer.

Über das Wochenende kommt es zu weiteren technischen Problemen. Die Pumpe schlägt Alarm, der Durchfluss sei gestört. Der Port wird mehrfach gespült, die Pumpe zuletzt gegen eine andere ersetzt. Auch diese schlägt kurze Zeit später Alarm. In der Höhe der Portnadel zeigen sich nasse Flecken auf meinem Shirt. Der wenig sensible Arzt hat Dienst und wechselt ein weiteres Mal die Nadel. Dabei aspiriert er gelbliches Sekret. Ist das Wundwasser oder Medikament? Laut erklingen meine inneren Warnglocken. Da ist doch wirklich etwas mehr als faul! Meine Unruhe wächst, mein Bauchgefühl meldet Misstrauen.

Am Montag, dem fünfzehnten Tag in der Klinik, spreche ich meine Vermutung aus, dass der Port defekt sein könnte.

Das sähe man nur anhand einer Kontrastmitteluntersuchung, sagt Dr. M. Auf mein Drängen hin wird diese Untersuchung für den kommenden Tag festgesetzt.

Port-System

Bei einem Port-System, kurz Port, handelt es sich um eine unter die Haut implantierte Hohlkammer. Mit einem dünnen Katheter verbunden, bietet sie einen dauerhaften Zugang zum arteriellen oder venösen Gefäßsystem oder wie in meinem Fall zum Intrathekalraum (Rückenmarksraum, Liquorraum). Durch eine Membran kann die Hohlkammer durch die Haut mit einer speziellen Kanüle (Portnadel) angestochen werden, um Infusionen (z. B. Chemotherapie) oder Medikamente in das System zu leiten. Die Membran verschließt sich nach Herausziehen der Kanüle wieder. Bei fachgerechtem Umgang ist eine Nutzungsdauer über mehrere Jahre möglich.

Ich sollte Recht behalten. Der Port zeigt definitiv einen Defekt. Der Radiologe spritzt unter Röntgensicht ein Kontrastmittel in den Port. Dabei erkennt er eine undichte Stelle. Das heißt, das Morphin ist subkutan (unter die Haut) gelaufen und nicht direkt durch den Katheter in den Rückenmarkskanal. Kein Wunder also, dass ich so viel Medikament benötigt habe, ohne eine ausreichende Wirkung zu erlangen. Dr. M kann es kaum glauben und vergewissert sich selbst noch einmal von diesem Ergebnis.

So etwas hätte er noch nie erlebt, sagt er.

Wie gut, dass ich so hartnäckig gewesen bin, denke ich. Unterm Strich bedeutet dies jedoch, dass die ganze Testphase umsonst gewesen ist, die Aussage über den Morphinverbrauch nichtig. Die Prozedur beginnt von neuem, sofern ich dieser zustimme.

Ich berate mich mit meinem Mann. Halte ich weiter durch oder werfe ich das Handtuch? Dr. M nimmt sich sehr viel Zeit für Gespräche mit mir. Überlegt, berät. Er könne es verstehen, wenn ich die Testphase beenden würde, fände es aber auch schade, nach dem ganzen Aufwand der Operation. Er empfiehlt mir noch einen Versuch. Sollte auch dieser scheitern, würde er abbrechen. Und so kommt es, dass ich am darauffolgenden Tag ein weiteres Mal operiert werde. Der Port wird durch einen neuen ersetzt, der Katheter ist zum Glück unversehrt. Hätte Dr. M auch diesen erneuern müssen, wäre die Operation um ein Vielfaches aufwändiger geworden. Ich hoffe, dass nun alles gut ist, die eigentliche Testphase beginnen kann.

Die folgende Nacht ist durchwachsen. Ich kann kaum schlafen, bin physisch wie psychisch sehr erschöpft. Das ist die fünfte Operation in fünf Monaten; mit Pannen und Komplikationen. Wer wäre da nicht abgekämpft und ausgelaugt. Wie so oft überlege ich, was hier passiert, mache mir Gedanken, ob ich durch all die Geschehnisse dazu aufgefordert werde aufzuhören.

»Aufhören, bevor es zu spät ist.« Unter diesem Titel las ich vor kurzem einen Artikel in einer psychologischen Zeitschrift. Gilt das auch für meine momentane Situation? Aufhören, krampfhaft nach einer Lösung zu suchen, die mir nur zusätzlichen Kummer, weiteres Leid und noch mehr Schmerzen beschert? Aufhören statt Durchhalten?

Dieses Auf und Ab in meinem Krankheitsverlauf lässt sich fast nicht mehr ertragen. Ich möchte, dass in mein Leben Ruhe einkehrt. Vielleicht würde ich es durch Ruhe schaffen, meine Situation anzunehmen. Die Suche nach verbessernden Möglichkeiten endete bisher meist in einem Fiasko. War der defekte Port ein Zeichen? Ein Zeichen des Aufhörens? War der Hörsturz ein Zeichen? Ein Zeichen des Akzeptierens? Ein anderer Gedanke hält dagegen!

Mein bisheriger Weg war weit und beschwerlich. Liegt womöglich hinter der nächsten Biegung das Ziel? Um das zu erfahren, muss ich weitergehen und entscheide mich damit fürs Durchhalten.

Am zweiten Tag nach der Revisions-Operation gehe ich heim. Die Pumpe läuft. Dr. M hat mir den Umgang damit erklärt. Auch, wie ich mit den anderen Medikamenten verfahren soll. Die weitere Betreuung übernimmt mein behandelnder Schmerztherapeut. Die Morphindosis wird täglich gesteigert, ich kann die Basalrate selbständig im Gerät einstellen.

Während der Testphase muss ich sehr feinfühlig auf die verschiedensten Zeichen achten, muss die Schmerzen beobachten, vor allem im Vergleich zu meinem Befinden vor der Pumpe. Wann treten die Schmerzen auf? Ermöglicht die Basalrate (die Menge Morphin, die kontinuierlich über vierundzwanzig Stunden abgegeben wird) eine Stabilität? Wie reagiert der Körper auf Belastung? Wie gehe ich mit Schmerzspitzen um? Inwiefern wirkt ein Bolus (zusätzliche Gabe Morphin über die Pumpe, um eine schnelle, effektive Schmerzlinderung zu erzielen)? Benötige ich zusätzlich eine Liegephase? Ich solle mir Notizen machen, um auch die Kleinigkeiten festzuhalten.

Über dreizehn Tage hinweg steigere ich täglich das Morphin. Der vierzehnte Tag ist der erste mit weniger Schmerzen bei mehr Aktivität. Leider währt dieses Glück nur kurz.

Der fünfzehnte Tag beginnt schon wieder mit Schmerzen. Ich benötige drei Boli, am nächsten Tag vier. Ich erhöhe die Basalrate, dennoch erreicht der Schmerzpegel keinen erträglichen Stand. Wie schon häufig, erwachen Selbstzweifel in mir. Habe ich vor irgendetwas Angst? Bilde ich mir die Schmerzen ein? Am siebzehnten Tag nach der Implantation des zweiten Ports habe ich einen Termin bei Dr. J, die Pumpe muss erneut gefüllt werden. Ich berichte ihm über die vergangenen Tage. Es ist für ihn genauso rätselhaft, warum die Schmerzen erst gut zu lindern waren, jetzt kaum mehr. Im Gespräch mit meinem Arzt kristallisiert sich heraus, dass die Nadel aus dem Port herausgerutscht sein könnte. Die Annahme bestätigt sich, als Dr. J die Nadel zieht. Sie steckte nicht mehr ausreichend im Port, das Morphin war ein weiteres Mal subkutan gelaufen, was die verminderte Schmerzlinderung erklärt. Es gibt also keinen Grund, an meiner Selbstwahrnehmung zu zweifeln. Doch was ist hier los? Ich schwanke zwischen Enttäuschung und Verzweiflung, möchte am liebsten losschreien. Was ist das nur für ein bitterböser Traum? Bitte, ich will sofort daraus erwachen!

Die zweite misslungene Testphase zwingt uns zu einer Medikamentenpause, ohne ein wirkliches Ergebnis zu haben. Üblicherweise wird nach einer erfolgreichen Testung eine einwöchige Pumpenpause eingelegt. Sie lässt den echten Wirkungsgrad und somit das Für und Wieder einer Pumpe erkennen.

Inzwischen lege ich ein helles Misstrauen an den Tag, was mir sicher nicht zu verübeln ist. Vermutlich lief auch dieses Mal das Morphin von Anfang an subkutan. Es dauerte dreizehn Tage, in denen die Morphindosis ständig erhöht werden musste, bis eine Schmerzlinderung zu erkennen war. Und die nur für wenige Tage. Dazu fühlt sich der Port in meinem Bauchraum jetzt, fünf Tage nach Beendigung des Tests, völlig anders an. Ich spüre ihn direkt unter der Haut, um ihn herum ist das Gewebe weich. Während der gesamten Testphase konnte ich das Gewebe wie ein dickes Ei um den Port herum ertasten, was auch ein Zeichen dafür sein kann, dass das Morphin nicht an vorgesehenem Ort, im Rückenmarkskanal, angekommen war.

Das Chaos rund um mein Kranksein findet kein Ende. Die Testung der intrathekalen Medikamentenpumpe wartet mit einer Katastrophe nach der anderen auf. Auch wenn jede einzelne nicht so groß ist, fordern mich alle Katastrophen zusammen zu erneutem Kampf auf. Einem Kampf, der am Ende womöglich wieder zum Verlieren verdammt ist.

Zum ersten Mal in meiner Krankheitsgeschichte regt sich Pessimismus in mir.

Vier Wochen folgen, in denen ich erneut auf orale Morphinmedikation zurückgreifen muss. Mit all den schrecklichen Nebenwirkungen. Dr. M ist im Urlaub. Wenn er zurück ist, wollen wir von Neuem testen. Doch es kommt anders. Dr. M ruft mich nach seinem Urlaub an und teilt mir mit, dass er die Pumpe direkt implantieren möchte, um dadurch weitere technische Komplikationen mit dem Port zu umgehen.

Wie aus heiterem Himmel fällt diese Entscheidung auf mich herab, macht mich ziemlich nervös. Ich rufe Teresa an, um ihr diese Neuigkeit mitzuteilen. Einmal mehr werkeln wir die verschiedensten Gedanken dazu hin und her.

Im Grunde hört es sich gut an, sagt meine Freundin, aber wo ist der Haken? Da muss ich lachen, denn sie spricht mir aus der Seele. Man erwartet schon, dass irgendetwas faul ist. Mein Bauchgefühl hingegen ist gut. Zudem habe ich mich ja, nach reifer Überlegung, schon längst für die Pumpe entschieden, warum also unnötig Zeit mit weiteren Überlegungen vertun?

Als letzte Sicherheit, um nichts zu überstürzen, hole ich noch die Meinung meines Schmerztherapeuten ein. Auch er befindet Dr. M‹s Idee für sehr sinnvoll.

Implantation der Pumpe

Im August 2013 wird die intrathekale Medikamentenpumpe implantiert. Einerseits bin ich froh, dass dieser Termin nun doch so schnell gekommen ist, andererseits steigt meine Nervosität im Hinblick auf das, was mich erwarten wird. Die Operationsvorbereitungen kenne ich inzwischen schon zur Genüge. Die Operation selbst dauert eineinhalb Stunden. Der Port wird entfernt, die Pumpe eingebaut und mit dem Katheter verbunden. Die Operation verläuft nach Plan.

Der Fremdkörper sitzt hart und noch unwirklich in meinem Bauch. Der Wundschmerz ist stark. Der Schnitt ist zwölf Zentimeter lang. Die Pumpe hat einen Durchmesser von neun und eine Höhe von zweieinhalb Zentimetern und ist in einer sogenannten Tasche unter der Haut platziert worden. Wegen meiner geringen Körpergröße passte sie nicht zwischen Rippenbogen und Beckenkamm. So fixierte Dr. M die Pumpe nahe dem Nabel auf der Bauchmuskulatur. Es wird eine Weile dauern, bis die reißenden Schmerzen besser werden.

In der Pumpe läuft die niedrigste Dosierung Morphin, die orale Medikation wird abgesetzt. Entzugserscheinungen machen sich bemerkbar. Diesmal erkenne ich sie schnell und melde mich gleich bei Dr. M. Wiederholt bekomme ich das akut wirkende Morphinderivat als Bedarfsmedikament. Ab dem dritten Tag geht es aufwärts, seelisch sowie körperlich, am vierten gehe ich heim.

Nach der Operation geht es mir zwei Tage lang psychisch sehr schlecht. Meine Psychotherapeutin spricht von einem OP-Trauma.

Der Begriff ›Trauma‹ wird im Zusammenhang mit allen besonders negativen oder leidvollen Erfahrungen verwendet. In der medizinischen oder psychologischen Fachliteratur bezieht sich dieser Begriff ausschließlich auf Ereignisse, die psychische Folgestörungen auslösen.

Frau A sagt, meine Angst- und Stressspannungen werden durch die Komplikationen bei den vorangegangenen Operationen hervorgerufen. Ich könne keinen direkten Einfluss darauf nehmen, solle die Gedanken daran kommen lassen, sie jedoch nicht festhalten. Normalerweise bilden sich diese Symptome einige Zeit nach dem traumatisierenden Ereignis zurück.

Im Laufe der ersten beiden Wochen nach der Implantation erwarte ich instinktiv eine Komplikation, eine Katastrophe. Zum Glück passiert nichts Unerwartetes. Ich werde ruhiger und entspannter, beginne, der Pumpe zu vertrauen.

Medikamententestung

In wöchentlichen Abständen wird das Morphin gesteigert. Parallel dazu taste ich mich in kleinen Schritten an meine Belastungsgrenze heran, übe mich im Umgang mit meinen Einschränkungen und der Akzeptanz des Krankseins überhaupt.

Zweiter bis dritter Monat nach der Pumpenimplantation:
Die Schmerzen, die von der HWS ausgehen, sprechen gut auf das Morphin an. Die Schmerzen von der LWS her weniger. In diesem Bereich bestehen die größeren Schäden. Dennoch werden die durch die Arthrose verursachten Schmerzen besser gelindert als die, die Ursache der defekten Nervenwurzeln sind. Dieser in Steiß und Leiste und ins rechte Bein ausstrahlende neuropathische Schmerz plagt und peinigt mich sehr.
Dr. M würde gerne das Schneckengift Ziconotid testen. Er

sagt, es könne den Nervenschmerz eventuell besser lindern. Man könne beide Medikamente zusammen in die Pumpe füllen, so dass ich auf das Morphin nicht verzichten müsse. Ich lasse mich auf diesen Vorschlag ein. Im Zuge der nächsten Pumpenfüllung werden wir die Kombination Morphin und Ziconotid testen.

Dritter bis vierter Monat nach der Pumpenimplantation: Die Pumpe wird neu gefüllt. Der Steißbeinschmerz ist kaum zu ertragen, ich lege große Hoffnung in das Ziconotid. Morphin und Ziconotid werden in einem abgestimmten Verhältnis gemischt. Wegen häufig und stark auftretender Nebenwirkungen darf man eine bestimmte Anfangsdosierung Ziconotid nicht übersteigen. Die weitere Dosis muss langsam angepasst werden.

Ich bin sehr gespannt, ein Erwartungsdruck baut sich auf. Die Schnecke, wie ich das Ziconotid nenne, zeigt schon bald ihre Nebenwirkungen. Übelkeit, Kopfschmerzen, Schwindel, Gleichgewichtsstörungen und Benommenheit machen sich breit. Ich schlafe noch schlechter als zuvor. Doch zeigt sich die Schnecke auch in einer Linderung der neuropathischen Schmerzen. Und das ist eine große Erleichterung. Leider müssen wir die Schnecke nach sechs Wochen absetzen, da Gleichgewichtsstörungen und Benommenheit weiter zunehmen und nicht mehr vertretbar sind.

Wie erwartet, gewinnt der Nervenschmerz ohne Schnecke erneut an Intensität. Ob eine höhere Morphindosis diesen Schmerz mit abfangen kann? Ich müsse mich auf eine längere Testphase einstellen, sagt Dr. M, solle mich in Geduld üben. Da ich trotz allem Auf und Ab in der Testung eine Verbesserung der Schmerzen erkenne, bin ich zuversichtlich, dass durch die intrathekale Medikamentenpumpe die Schmerzen grundsätzlich gelindert werden können.

Medikamentenanpassung

Die Morphindosis wird über einen langen Zeitraum in kleinen Schritten gesteigert, bis ich an die Grenze zur Unverträglichkeit komme. Die zeigt sich in starker Übelkeit. Durch diese Dosierung wird zwar der Ruheschmerz zufriedenstellend gebannt, nicht aber der Belastungsschmerz. Ich muss meine Aktivität und Mobilität weitestgehend dem Schmerz anpassen.

Nicht tolerieren lässt sich der Nervenschmerz im Steißbein. Dieser fast dauerhaft brennende Schmerz belastet mich in hohem Maß. In einem Gespräch mit Dr. M entscheide ich mich für eine Nervenverödung. Im November 2015 unterziehe ich mich diesem Eingriff. Der Erfolg bleibt aus. Die Vernarbungen im Bereich der unteren LWS sind zu stark, um an die schmerzverursachenden Nervenenden heranzukommen. Dieser Eingriff war sehr unangenehm, wirft mich einmal mehr um Längen zurück. Ich brauche einige Wochen, bis ich mich davon erhole und schwöre mir, dass ich mich nie wieder operieren lasse, sofern ich das Ergebnis nicht wirklich als positiv einschätzen kann.

Über den Winter 2014/2015 folgen weitere Versuche mit oralen Medikamenten. Zuerst wird das Antikonvulsivum, das ich schon einnehme, in der Dosis langsam erhöht. Durch starke Nebenwirkungen müssen wir nach wenigen Wochen abbrechen. Der zweite Versuch gilt einem verwandten Antikonvulsivum. Dieses Medikament wirft mich völlig aus der Spur. Es verändert meinen gesamten Gemütszustand, es geht mir sehr schlecht. Alle diese Medikamente haben eine neurogene Wirkung, die ich nur bis zu einem gewissen Maß ertragen kann.

Ich plage mich weiter mit dem Steißbeinschmerz, der mir täglich die Hölle auf Erden beschert. Es reift die Idee, noch einmal das Ziconotid, Gift der Meeresschnecke, zu testen. Dadurch, dass das Morphin ausgelotet ist, haben wir eine andere Ausgangsstellung. Im Juli 2015 starten wir mit dem Test und hoffen, dass eine geringe Dosis die Schmerzen lindert, die Nebenwirkungen dabei gering bleiben. Wir beginnen mit einer minimalen Dosis, die acht Wochen später erhöht wird. Im September 2015 verspüre ich eine Linderung des Steißbeinschmerzes bei geringen Nebenwirkungen. Wir werden weiter in feinen Nuancen ausloten, das beste Ergebnis herauskitzeln. Vielleicht lässt sich mit einer höheren Dosis Ziconotid das orale Antikonvulsivum reduzieren, so dass sich Wirkung und Nebenwirkung immer im Lot halten. Der Versuch wird noch eine Zeitlang andauern.

Auch durch die intrathekale Verabreichung bleiben die Medikamente nicht ohne Nebenwirkungen. Ich bin zeitweise weinerlich, müde und erschöpft, schlafe schlecht, leide unter Übelkeit und Obstipation, Muskulatur- und Gelenkschmerzen, es mangelt mir mitunter an Konzentration und bei Gesprächen an Wortfindung. Dennoch bin ich im Kopf viel weniger vernebelt als unter der höher dosierten oralen Medikation. Und das ist für mich der bisher größte Gewinn an der intrathekalen Medikamentenpumpe.

Die Pumpe wird mir mein altes Leben nicht zurückgeben. Gedanken in diese Richtung habe ich längst verworfen. Doch gestaltet sie mein tägliches Tun und Sein wieder angenehmer und schenkt mir wieder mehr Lebensqualität.

Umgang mit meiner neuen Lebenssituation

»Ich werde jetzt mit meiner Sehnsucht irgendeinen Ausgleich treffen müssen. Ich bin ja überzeugt, dass Geduld immer gut ist und dass nichts, was zu geschehen im tiefsten Sinne berechtigt ist, ungeschehen bleiben kann.«

Rainer Maria Rilke

Je regelmäßiger ich mein Leben gestalte und dabei meine körperlichen Grenzen beachte, desto besser geht es mir. Für ›*einfach mal machen* oder *spontan auf eine Laune eingehen*‹ gibt es keinen Platz mehr. Egal ob bei meiner Tätigkeit als Hausfrau oder in der Freizeit, zusammen mit Freunden oder allein. Alles muss gut überlegt und vorbereitet sein.

Es ist, wie es ist. Mein altes Leben gibt es nicht mehr! Das Festhalten an meiner bisherigen Lebensvorstellung bringt mich unweigerlich nur zur Verzweiflung. Die Zeilen von Anselm Grün, die unter *Richtungswechsel* und *Wut und Seelenschmerz* zu lesen sind, haben mich schon vor einiger Zeit wachgerüttelt, haben mir den Weg in ein Umdenken geebnet. Zudem geben mir auch die Gespräche mit meiner Psychologin eine gute Richtung. So bin ich dabei, Teile meiner Lebensvorstellungen zu überdenken, wenn nötig wegzuwerfen. Was soll ich mich mit Dingen belasten, die ich in meinem jetzigen Leben nicht mehr gebrauchen, nicht mehr umsetzen kann, mich der Blick darauf nur immer wieder aufs Neue traurig macht?

Einen großen Teil meiner (tat)sächlichen Vorstellungen habe ich wortwörtlich schon in den Papiercontainer geworfen. In Form von eintausendfünfhundert Flyern. Trommelflyern.

Den ganzen Packen meiner imaginären Vorstellungen kann

ich jedoch nicht auf einmal entsorgen. Immer wieder schaue ich einen dieser gedanklichen Stapel an, miste ihn aus, wobei ich erkenne, was ich wirklich nicht mehr benötige, es schließlich zerreiße und endgültig aus meinem Kopf verbanne. Würde ich den ganzen Packen auf einmal und unbesehen vernichten, hätte ich unterschwellig immer das Gefühl, etwas vielleicht noch Brauchbares übersehen zu haben. Brauchbar zum Beispiel sind meine Erinnerungen an meine Trommelzeit, mit denen etwas Spannendes geschieht. Je mehr ich meine Vorstellungen über das Trommeln vom Kopf her loslassen kann, desto mehr Erinnerungen werden in mir wach, schöne Erinnerungen. Mir fallen immer häufiger Einzelheiten, Begegnungen und Erlebnisse ein, die ich während der vielen Workshops und beim Unterrichten erfahren durfte. Es war eine schöne und erfüllte Zeit.

Zuweilen noch belastet dieses Wegwerfen mein Herz, das meinem Verstand nicht auf dem Fuß folgen kann. Mein Herz braucht seine Zeit, um die Veränderungen zu akzeptieren, sie anzunehmen, sie zu verarbeiten.

Aber es folgt auf jeden Fall.

Die Einschränkungen, die meine Krankheit mit sich bringt, betreffen nicht nur mich alleine, sondern immer uns beide, meinen Mann und mich, in unserem ganz normalen Alltag. Dabei sind es nicht nur die größeren Unternehmungen wie Urlaub, Ausflüge oder Feste. Die Einschränkungen zeigen sich im gesamten Tagesverlauf, beginnen manchmal schon damit, dass ich morgens nicht aufstehen, nicht kochen oder nicht selbst Auto fahren kann. Für uns beide bedeutet meine Krankheit ein Umdenken und Umgestalten unseres Lebens, mit Blick auf das, was schon entstanden ist genauso wie auf das, was noch entstehen soll! Gemeinsam, zusammen, vereint.

Wir müssen uns an unseren Möglichkeiten orientieren, ein

neues Lebensmuster kreieren, an unser Miteinander angepasst. Mein Teil wird weniger kompliziert sein, der meines Mannes etwas ausgefeilter, ein weiterer Teil gemeinsam und ausgewogen. Der ausgefeilte Teil meines Mannes birgt zum Beispiel kleinere oder auch größere Unternehmungen mit unseren Kindern; Wandern, Bootfahren, mit dem Motorrad unterwegs sein. Alle lieben sie die freie Natur, schlafen am liebsten auf der Grasnarbe unter freiem Sternenhimmel. Das sind für meinen Mann die erholsamen Oasen im Jahresverlauf. Dabei kann er sich ausleben und Abstand vom Alltag gewinnen.

Noch sind wir auf der Suche nach Unternehmungen, die unser beider Bedürfnisse stillen. Langsam tasten wir uns heran an Neues, dabei immer darauf bedacht, meine Belastungsgrenze nicht zu überschreiten. Wir müssen uns beide in Geduld üben, denn eine Idee von gestern hat vielleicht morgen schon seine Gültigkeit verloren.

Mut

*›Mut bedeutet, für eine kurze Zeit den Boden
unter den Füßen zu verlieren.‹*

Frei interpretiert

Es ist ein Hin und Her zwischen dem Verfluchen und Annehmen meines Krankseins. Es fällt mir oft schwer, über all das zu sprechen, was mich bewegt, was mir widerfährt: vor allem darüber, dass mich das Leben manchmal sehr traurig stimmt und mutlos macht. Dennoch beschert es mir immer wieder auch schöne Momente. Für manche dieser schönen Momente bin ich jedoch auf Hilfe von außen angewiesen.

Die vielen Gespräche mit meiner Psychotherapeutin haben mich etwas ganz Wichtiges gelehrt: Keiner möchte, dass es mir schlecht geht. Jeder, der die Möglichkeit dazu hat, möchte mir helfen. Dabei liegt es an mir, diese Hilfe zuzulassen, diese Hilfe anzunehmen, was deutlich schwerer ist, als Hilfe zu geben. Doch erlebe ich, wie es die Menschen, die mir helfen dürfen, glücklich macht. Es gibt ihnen ein gutes Gefühl, mir nicht nur hilflos gegenüberzustehen.

Mutig lerne ich, Hilfe anzunehmen. Innig wünsche ich mir, dass mein Buch vielen anderen Schmerzpatienten Mut macht. Dass es den Betroffenen hilft, sich mitzuteilen, um Hilfe zu bitten, bei ihrer Familie, ihren Freunden, ihren Ärzten und Therapeuten. Denn nur indem sie sich mitteilen, können sie auch die Hilfe bekommen, die sie benötigen.

Es ist richtig. Man muss sich und seine Scham dabei überwinden, muss über seinen eigenen Schatten springen, muss sich selbst eingestehen, dass man krank ist und auf Hilfe angewiesen.

Aus eigener Erfahrung kann ich sagen: Es ist wie beim Laufen lernen. Der erste Schritt ist der schwerste. Der erfordert Mut. Hat man den geschafft, folgen leichtere, bis man mit der Zeit gar nicht mehr über den nächsten Schritt nachdenkt.

»Stärke wächst nicht aus körperlicher Kraft – vielmehr aus unbeugsamen Willen.«

Mahatma Gandhi

September 2013
Auch ich muss immer wieder meinen Mut neu beweisen.

Ein Rollstuhl würde mir einen größeren Spielraum ermöglichen, mir somit zu mehr Lebensqualität verhelfen, regt meine Psychotherapeutin in einem Gespräch an. Ich erschrecke total über diesen Gedanken und spreche mit Teresa darüber. Sie findet die Idee genial und sieht uns im Geiste schon bei einem gemeinsamen Spaziergang. Als hätten sich die drei abgesprochen, bläst meine Vojta-Therapeutin in dasselbe Horn.

Meine stark eingeschränkte Gehfähigkeit macht mich in großem Maß und zunehmend immobil. Wegen den Lähmungserscheinungen komme ich an den Gehhilfen kaum mehr voran. Der Rollator gibt mir zwar mehr Sicherheit, der Arm wird geschont, ich kann mich bei Bedarf darauf absetzten, doch versagt mir nach wenigen Schritten das rechte Bein seine Tätigkeit. In der Folge versuche ich das Bein aus der Hüfte heraus nach vorne zu bewegen. Die permanent gereizten Nerven schreien bei dieser Belastung förmlich auf. Der Schmerz wird so stark, dass er das Gehen unmöglich macht.

Trotz dieser extremen Einschränkungen fällt es mir schwer, dem Gedanken an einen Rollstuhl eine Stimme zu geben. Er springt wochenlang durch meinen Kopf, bis er Gestalt annimmt. Einmal mehr muss ich über meinen eigenen Schatten springen. Mir meine Einschränkungen eingestehen. Innerlich spüre ich noch immer ein Wehren. Doch muss ich der Realität ins Auge blicken. Es ist, wie es ist.

Nach vielen Gedankenspielen habe ich all meinen Mut zusammengenommen und meinen Hausarzt und meinen Schmerztherapeuten auf einen Rollstuhl hin angesprochen. Beide sind sie der gleichen Meinung: Sicher würde mir ein Rollstuhl zu mehr Lebensqualität verhelfen. Ich dürfe nur nicht bequem werden, solle ihn nur benützen, wenn es wirklich nötig sei, so dass meine Muskulatur nicht zu schnell abbaue. Darauf gebe ich mein Wort. Meine Psychotherapeutin sagt, dass dahingehend gar keine Gefahr bei mir bestünde, ich mir eher zu viel als zu wenig zumuten würde.

In einem Sanitätshaus lassen wir uns beraten, denn Rollstuhl ist nicht gleich Rollstuhl. Es gibt starre Rollstühle und welche zum Falten, die besser im Auto zu verstauen sind. Aktivrollstühle sind für den selbständigen Fahrer gedacht. Elektrische Antriebshilfen, mit dem sich fast alle gängigen Modelle aufrüsten lassen, ermöglichen auch schwächeren Fahrern, sich noch selbstständig fortzubewegen. Dazu gibt es Elektrorollstühle für Personen, die auf volle Unterstützung angewiesen sind.

Jeder Rollstuhl wird so gut wie möglich an die Körpergröße und die Bedürfnisse des jeweiligen Fahrers angepasst. Die Gespräche mit dem Orthopädietechniker und das Probesitzen in den unterschiedlichen Rollstühlen bereitet mir ein unangenehmes Gefühl. Beratend ist eine Freundin dabei, die schon viele Jahre auf den Rollstuhl angewiesen ist. Doch können mich ihre ermutigenden Worte kaum beruhigen.

Vom Sanitätshaus bekommen wir für ein Wochenende einen Rollstuhl ausgeliehen. Einen für aktive Fahrer. Ich bestimme, wohin es gehen soll. Ich entscheide mich für ein Möbelhaus – dort war ich schon mehrere Jahre nicht mehr – und für einen Ausflug an einen See. Die Eindrücke sind berauschend. Im Möbelhaus komme ich mir vor wie ein Kind im Spielwarenladen, dass nicht weiß, wohin es als erstes schauen, was es als erstes anfassen soll. Hier kann ich mich relativ selbständig mit dem Rollstuhl bewegen. Auf der Strecke zum See wird mir bald schon klar, dass ich einen Rollstuhl mit einem elektrischen Antrieb benötige, da ich mich durch die Lähmungserscheinungen im linken Arm über einen längeren Weg nicht ohne fremde Hilfe fortbewegen kann.

Trotz Beklemmung im Herzen spüre ich einen Funken Freude in mir aufsteigen. Mit einem Rollstuhl könnte ich meiner zunehmenden Einsamkeit entgegenwirken.

Meine Familie und meine verbliebenen Freunde machen oft Dinge, an denen ich nur bedingt teilhaben kann. Das hat zur Folge, dass ich häufig alleine bin. Der inzwischen gute Umgang mit meinen Grenzen und Kräften macht es durchaus denkbar, im Rahmen meiner Möglichkeiten und Interessen neue Kontakte zu knüpfen. Ein Rollstuhl könnte mir dabei einen guten Dienst erweisen. Wieder mobiler unterwegs sein, selbst einkaufen, mich mit Freunden treffen, kleine Ausflüge unternehmen, ganz spontane Begegnungen genießen.

Gleichzeitig werde ich auch den Mut aufbringen müssen mich im Rollstuhl zu zeigen, mich meiner Behinderung nicht zu schämen. Mut, der mir sicherlich kurzfristig Herzklopfen bescheren, der mir kurzfristig den Boden unter den Füßen nehmen wird.

Amtsmühlen mahlen langsam

»Du musst nicht bis morgen durchhalten. Du musst nur diesen Augenblick überstehen.«

Aus dem Buch Gut leben trotz Schmerz und Krankheit von Vidyamala Burch

Es ist unglaublich, welchen Hürden man durch Krankenkasse und Versorgungsamt ausgesetzt werden kann. Man hat schon genug Sorgen und Probleme, um mit seiner Erkrankung und Behinderung den Alltag zu bewältigen, da werfen einem Kasse und Amt zusätzlich allerhand Steine zwischen die Beine.

Obwohl von den Ärzten befürwortet und rezeptiert, lehnt meine Kasse den Antrag auf einen Rollstuhl ab. In einem freundlichen Brief bedauert sie, dass mein Krankheitsbild keine Versorgung mit einem Rollstuhl vorsähe. Natürlich könne ich innerhalb von vier Wochen gegen diesen Bescheid Widerspruch einlegen.

Naturgemäß fühle ich mich persönlich zutiefst verletzt, bin empört vor Wut und Ungerechtigkeit. Was denkt sich die Kasse nur? Meint sie, ich beantrage einen Rollstuhl aus Jux und Tollerei? Würde ein gesunder Mensch sein bisheriges, aktives Leben aufgeben, nur um sich in einen Rollstuhl zu setzen? Habe ich womöglich meine Ärzte manipuliert und dazu angestiftet, falsches Zeugnis abzulegen? Es ist einfach nicht zu fassen!

Die persönliche Reaktion auf die Ablehnung übt einen immensen psychischen Druck auf mich aus. Meine Psychotherapeutin, Ärzte und auch Teresa kennen die Masche der Kassen. Sie raten mir dringend, diese Ablehnung rein sachlich zu betrachten, mit Ruhe und Bedacht Widerspruch einzulegen.

Meine Einstellung zu überdenken ist nicht ganz so einfach. Es brodelt doch heftig in mir. Mithilfe von intensivem Achtsamkeitstraining erfahre ich mit der Zeit jedoch eine Entlastung, die mich die Situation wirklich rein sachlich angehen lässt. Aus dieser Ruhe heraus verfasse ich ein Widerspruchsschreiben, meine Ärzte legen weitere Atteste bei und am Ende bekomme ich Recht und einen Rollstuhl. Dieses Widerspruchsverfahren hat etwa fünf Monate in Anspruch genommen. Im Laufe weiterer Querelen mit dieser Betriebskrankenkasse wechseln wir zu einer großen Krankenkasse und hoffen, dass es in Zukunft weniger Widerstand gegen ärztliche Verordnungen geben wird.

Im Februar 2014 wird der Rollstuhl mit Radnabengetriebe geliefert. Sehr schnell erkennen wir, dass ich ohne einen Lift oder eine Rampe den Rollstuhl nicht alleine aus dem Auto laden kann. Vor allem ist ein allgemeiner Parkplatz zu eng, um dieses, für mich unerlässliche, Hilfsmittel einzusetzen. Dazu hat sich meine Gehstrecke weiter verkürzt. Zwei Gründe die für einen erneuten Antrag auf außergewöhnliche Gehbehinderung (aG) beim Versorgungsamt sprechen. Der Ablauf ist bekannt.

Die Bearbeitung geht diesmal etwas schneller voran, am ersten April bekomme ich Post vom zuständigen Versorgungsamt. Voller Hoffnung reiße ich den Umschlag auf und lese... soll das ein Aprilscherz sein?

Mein Antrag auf aG wird zum zweiten Mal abgelehnt. Die Begründung der ärztlichen Gutachterin: »Der Antragstellerin wurde eine Schmerzmedikamentenpumpe bei positivem Effekt implantiert, so dass durch die Therapieoptimierung eine Besserung angenommen werden kann. Die Antragstellerin ist nicht den vom Gesetz her vorgeschriebenen Personen zuzuordnen oder gleichzustellen, denen das Merkzeichen aG zugesprochen werden kann«.

Im Gesetzestext steht:»*Als schwer behinderte Menschen mit au-ßergewöhnlicher Gehbehinderung sind solche Personen anzusehen, die sich wegen der Schwere ihres Leidens dauernd nur mit fremder Hilfe oder nur mit großer Anstrengung außerhalb ihres Kraft-fahrzeuges bewegen können. Hierzu zählen Querschnittgelähmte, Doppeloberschenkelamputierte, Doppelunterschenkelamputierte, sowie andere schwerbehinderte Menschen, die nach versorgungs-ärztlicher Feststellung, auch aufgrund von Erkrankungen, dem vorstehend aufgeführten Personenkreis gleichzustellen sind.*«

Ich persönlich zähle mich unbedingt zu dem gleichzustellen-den Personenkreis. Es gibt Gerichtsurteile, in denen Menschen das aG zugesprochen wurde, deren Gehstrecke ein Mehrfaches der meinen beträgt. Aber wie schön heißt es:»Recht haben und Recht bekommen sind zwei Paar Schuhe.«

Ich wende mich an meinen Hausarzt. Auch er kann die Ent-scheidung der ärztlichen Gutachterin nicht nachvollziehen und sucht das Gespräch mit ihr. Atteste meines Schmerztherapeu-ten und meines Neurologen untermauern die Aussagen des Hausarztes.

Bei meinem Krankheitsbild sind häufige Arztbesuche und regelmäßige Physiotherapie unerlässlich. Mit meiner einge-schränkten Gehfähigkeit kann ich einige der Praxen ohne Roll-stuhl nicht mehr erreichen. Somit ist das Merkzeichen aG und die Parkerlaubnis für einen Rollstuhlparkplatz Grundlage, um die für mich dringend notwendigen Therapien fortzusetzen. Nur durch diese kann ich meine Restmobilität aufrechterhal-ten, durch die wiederum meine Restteilhabe am gesellschaft-lichen Leben gewährleistet ist.

Mein Hausarzt erreicht eine persönliche Vorstellung bei der Amtsärztin. In ihrem Gutachten schreibt sie, dass sie die Be-schwerden, die ich vorbrächte, objektiv nicht erkennen könne.

Schmerzen seien subjektiv, meine Einschränkungen könne sie nicht nachvollziehen. Die Ärztin erläutert, dass ich langsam, aber sicher gehen würde. Getestet wurde das zwischen Schreibtisch und Liege, auf einer Strecke von wenigen Schritten. Sie erklärt, sie konnte keine Schmerzen bei mir wahrnehmen. Ich äußere meine Unzulänglichkeiten nicht laut, gebe mich in erster Linie stark, was leider in diesem Fall nicht richtig war, von der Gutachterin falsch verstanden wurde. Ein Tipp: Bei einer Begutachtung sollte man sich ehrlich zeigen, seine Einschränkungen und Schmerzen nicht verschweigen, sie aber auch nicht übertreiben. Weiter schreibt die Ärztin, dass sie keine Lähmungserscheinungen erkennen konnte. Nein, weil diese erst unter Belastung, beim Gehen und bei Tätigkeit auftreten. Und das wurde nicht getestet. Sie spricht mir zu, meine Krankheit auf der psychischen Ebene nicht gut genug verarbeitet zu haben und empfiehlt eine Psychotherapie. Dabei hat sie sichtlich überlesen, dass ich seit drei Jahren erfolgreich in psychotherapeutischer Behandlung bin. Zudem erkennt die Ärztin die Aussagen ihrer niedergelassenen Kollegen nicht an, die ganz eindeutig schreiben, dass wegen Schmerzen und sensomotorischen Ausfällen eine Fortbewegung ohne Hilfsmittel nicht mehr möglich sei, dass ich konsequent den Rollstuhl zu Hilfe nehmen müsste. Mit ihrer Aussage: »Schreiben kann man viel«, scheint die Amtsärztin meine hochkompetenten Fachärzte der Falschaussage zu bezichtigen, ihnen eine Inkompetenz zu unterstellen, zweifelt deren Urteilsvermögen an.

Ich kann es nicht glauben, dass die ärztliche Gutachterin mit diesen Aussagen durchkommt, schreibe eine Stellungnahme an ihren Vorgesetzten und an den Landrat persönlich. Wenige Tage später halte ich erneut ein Ablehnungsschreiben in den Händen. Der Landrat steht hinter der ärztlichen Gutachterin, bezieht sich auf den Gesetzestext, auch ihm seien die Hände gebunden. Mir bleibt demnach keine andere Wahl, als erneut Widerspruch gegen den Ablehnungsbescheid einzulegen.

Meine Akte wird dem zuständigen Amt im Regierungspräsidium zur Mitentscheidung übermittelt. Wochen später kommt auch von dort eine Ablehnung meines Antrages auf aG. Auf meine persönliche Anfrage bekomme ich die Antwort, dass man auch hier anhand des Berichtes der ärztlichen Gutachterin entschieden hat. Für mich ist es nicht zu fassen. Die Aussagen meiner Ärzte wurden gar nicht erst überprüft.

Nun muss ich also den letzten Weg gehen; den der Klage vor dem Sozialgericht.

Ich werde Mitglied beim örtlichen VdK, einem Sozialverband, der erfolgreich die Interessen seiner Klienten vertritt.

Im August 2014 erhebt die Vertreterin des VdK beim zuständigen Sozialgericht Klage gegen das Land Baden-Württemberg, Landesversorgungsamt. Im April 2015 erfolgt eine schriftliche Anhörung meiner Ärzte durch den zuständigen Richter. Diese Aussagen gehen zusammen mit den vorherigen Unterlagen erneut zur Stellungnahme zum zuständigen Regierungspräsidium. Der VdK informiert mich schriftlich über die einzelnen Schritte, anhängend aller Schriftstücke in Kopie.

Anfang September 2015 bekomme ich die Nachricht über den VdK, dass das Landesversorgungsamt »die Voraussetzungen für das Merkzeichen aG anhand der vorliegenden Befunde nicht als hinreichend objektiviert ansehen kann«.

Mein Mann hatte gar keine andere Entscheidung erwartet und mich auch darauf vorbereitet. Es ist unglaublich, doch muss ich die Entscheidung hinnehmen.

Der nächste Schritt wird eingeleitet. Das Sozialgericht hat einen zertifizierten Gutachter, in meinem Fall ist es ein niedergelassener Arzt der Fachrichtung Neurologie, mit einer weiteren Untersuchung beauftragt. Aktuell gibt es noch keinen Termin.

Es bleibt also weiter offen, ob ich das Merkzeichen aG und in dessen Folge eine Parkberechtigung für Behinderte bekommen werde oder nicht.

Dieser Aufwand ist unglaublich, die Kosten für dieses Verfahren vermutlich auch. Und das alles nur dafür, dass ich eine Behindertenparkplakette bekomme. Ich fordere kein Geld, keine monatliche Rente, nur diese eine Parkmarke, die mir ein kleines Stück meiner Selbständigkeit zurückgeben würde.

Neue Therapieformen

›Die Oxithermie hat mich förmlich ins Leben zurückkatapultiert.‹

Hyperthermie

Der menschliche Organismus reagiert bei entzündlichen Prozessen mit Fieber, wodurch sich die Körperkerntemperatur erhöht und Selbstheilungskräfte aktiviert werden. Diesen natürlichen Prozess nimmt sich die Therapeutische Hyperthermie als Vorbild. Die künstliche Überwärmung des Körpers steigert die Durchblutung der Organe und des Gewebes. Dadurch wird die Ausscheidungsfunktion des Körpers angeregt, der Abtransport von Stoffwechselprodukten, insbesondere von sauren Stoffwechselprodukten, verbessert. Ein natürlicher Heilungsprozess kann beginnen. Unter anderem werden durch die Erwärmung auch Verspannungen in der tieferliegenden Muskulatur gelöst, dort entstehende Schmerzen reduziert.

Durch die erhöhte Körperkerntemperatur werden unser Immunsystem und unser Stoffwechselsystem aktiviert. Beide Systeme haben ihr Betriebsoptimum bei Temperaturen über 38,0° C und bekämpfen in der aktivierten Phase schleichende, unterschwellige Entzündungsreaktionen.

Oxithermie

Sauerstoff ist die Ausgangssubstanz zur Gewinnung von Energie. Bei der Oxithermie wird dem Körper über eine Gesichtsmaske, zusätzlich zur künstlichen Erwärmung, konzentrierter

Sauerstoff zugeführt. Dadurch verbessert sich der Energiestatus des Körpers, was ihm zu mehr Kraft und Vitalität verhilft. Die Oxithermie wird auch gerne während der Krebstherapie angewendet. Strahlen- und Chemotherapie werden oftmals besser vertragen, die Nebenwirkungen reduziert.

Mehr über Oxithermie und deren Anwendung finden Sie unter folgender Webadresse. http://www.schmerztherapie-ellwangen.de/oxithermie/

Mein Schmerztherapeut spricht dieser noch unbekannten und wenig verbreiteten Therapie ein hohes Potential zu. Und ich habe das Glück, dass er seit Herbst 2014 diese neue Behandlungsform in seiner Praxis anbietet. Leider ist diese keine allgemeine Kassenleistung und muss von den Patienten selbst bezahlt werden. Es gibt schon diverse Studien mit guten Ergebnissen bei Fibromyalgiepatienten. Das lässt hoffen, dass die Oxithermie irgendwann in den Leistungskatalog der Krankenkassen mit aufgenommen werden wird.

Die ewigen Schmerzen und die vielen Medikamente stressen meinen Körper anhaltend. Selbst im Schlaf rauben mir diese Umstände Energie, mein Körper ist kaum in der Lage, sich zu erholen. Seit ich zur Oxithermie gehe, bin ich deutlich belastbarer. Ich fühle mich vitaler, habe viel mehr Power, kann mich besser konzentrieren. Die Oxithermie hat mich förmlich ins Leben zurückkatapultiert.

Die anfänglichen fünf Behandlungen waren zwar noch sehr anstrengend – man kennt den Zustand, wenn man hohes Fieber hat. Der Kreislauf macht schlapp, man friert und fühlt sich zerschlagen, schläft schlecht. Nach der sechsten Anwendung jedoch kam der Wandel. Die Behandlung selbst war noch immer anstrengend, doch fühlte ich mich spätestens am übernächsten Tag deutlich wohler, hatte mehr Kraft zur Verfügung. Allerdings trat dadurch auch mein altes Verhaltensmuster wieder hervor. Die Freude über die ungeahnten Kräfte verführte mich. Ich fühlte mich stark und packte Dinge an, die mein Körper nicht gut tolerieren wollte und mit mehr Schmerzen quittierte. Ich dürfe nicht alles Pulver gleich auf einmal verschießen, meinte mein Schmerztherapeut. Ich solle fürsorglich mit den gewonnenen Kräften umgehen, wobei wir hier wieder beim Thema Achtsamkeit sind.

Zu Beginn ging ich einmal wöchentlich zur Oxithermie. Nach der achten Behandlungseinheit streckten wir die Termine um jeweils eine weitere Woche. Inzwischen gönne ich mir einmal monatlich eine Sitzung und lerne weiter, die gewonnene Energie in kleinen, feinen Häppchen zu genießen.

Epilog

*»Wir bleiben Suchende und Werdende ein Leben lang.
Im Unterwegssein zu uns selbst finden wir heim.«*
Christa Spilling-Nöker

September 2015. Ich weiß nicht, was in der Ferne auf mich zukommen wird. Aber ich weiß, dass ich liebe, fürsorgliche Menschen um mich habe, die mir immer zur Seite stehen, die mich unterstützen und wenn nötig, auch tragen.

In den letzten fünf Jahren sind mir sehr intensiv alle Facetten des Lebens begegnet. Trotzdem es mir im Rahmen meiner Erkrankung inzwischen relativ gut geht, begleiten mich noch immer Momente und Situationen, die mich wütend machen, die mir Angst bereiten, über die ich traurig bin, die mir eine innere Einsamkeit bescheren.

Meine Krankheit hat mich auf einen neuen Weg geführt, der neben Höhen und Tiefen, unwegsamen Strecken und vielen schlimmen Erfahrungen auch gute Momente für mich bereit hält. Er beinhaltet schöne Erlebnisse und interessante Begegnungen. Ich entdecke durch meine angewandte Achtsamkeit viele Dinge tiefsinniger oder erlebe sie neu.

Am eigenen Leib habe ich erfahren, dass man Schmerzen nicht bewältigen kann, allenfalls lassen sie sich lindern. Schmerztherapie beinhaltet nicht allein eine medikamentöse Behandlung. Schmerztherapie ist ein langer Lernprozess. Ich muss mich von alten Verhaltensmustern befreien und neue lernen, wobei ich meine unendlich erscheinenden Ressourcen aktiviere. Je achtsamer ich dabei mit mir selbst umgehe, auf meinen Körper höre, Warnzeichen frühzeitig erkenne und rechtzeitig Pausen einlege, desto geringer ist der Schmerz, desto weniger Leid muss ich ertragen.

Die Trennung vollzieht sich – von einem mir sehr wichtigen Lebensabschnitt. Einem Abschnitt, den ich mit den mir zur Verfügung stehenden körperlichen Kräften nicht mehr ausfüllen kann. Jetzt liegt es an mir zu zeigen, was mich das Leben gelehrt hat. Ob ich etwas Neues mit Bedacht und in kleinen Schritten angehen kann. Ob sich mein Herz und mein Verstand befriedigen lassen, um ausgewogen und miteinander zu leben.

Dass ich so weit gekommen bin, verdanke ich meiner Familie, die mir so viel Freude bereitet, ohne Wenn und Aber viel Unterstützung bietet, so dass es sich auf jeden Fall lohnt, für sie da zu sein.

Dass ich so weit gekommen bin, verdanke ich dem unermüdlichen Zuspruch, Zuhören und An-mich-Glauben meiner allerbesten Freundin Teresa. Sie richtet mich in vielen meiner schlimmsten Momente wieder auf.

Dass ich so weit gekommen bin, verdanke ich meiner Psychotherapeutin. Die Gespräche mit ihr basieren auf Wertschätzung und Vertrauen, stellen eine wirkliche Hilfe für mein Leben dar.

Dass ich so weit gekommen bin, verdanke ich weiter einigen wirklich lieben Freunden, wahren Freunden, besten Freunden, deren Interesse, Fürsorge und Gedanken mir als Person gelten.

Dass ich so weit gekommen bin, verdanke ich einigen Ärzten, die mich nicht als Patientin Nummer xxx ansehen, sondern als einen Menschen, dem sie helfen möchten.

Dass ich so weit gekommen bin, verdanke ich Frau Ursula Frede. Sie hat mir durch ihr Buch meinen Blick auf ein Leben mit dem Schmerz geöffnet.

Dass ich so weit gekommen bin, verdanke ich letztendlich auch mir selbst. Meinem Mut, meiner Zuversicht, meiner Hoffnung, meiner Stärke, meinem Glauben, meinem Optimismus, meiner grundsätzlichen Freude am Leben, meinem Aus– und Durchhaltevermögen.

Ich vermute, dass mein Leben mit dem Kranksein irgendwann auch ein ganz normales für mich sein wird und ich immer klarer sagen kann: »Es ist, wie es ist, im Leben. Wir selbst können nur versuchen, das Beste aus diesem IST zu machen«.

»Ich wünsche dir, dass dich das Unerfüllte
in deinem Leben nicht erdrückt,
sondern dass du dankbar sein kannst für das,
was dir an Schönem gelingt«.

Irischer Segenswunsch

Literatur

Frede, Ursula (2007):
Herausforderung Schmerz – Psychologische Begleitung von
Schmerzpatienten.
Pabst Science Publishers, Lengerich.

Frede, Ursula (2012):
Du darfst ruhig traurig sein!
Plädoyer für die Traurigkeit bei chronischem Schmerz. Verhaltenstherapie & Verhaltensmedizin 2012, 33(4), 335–349.

Jansen, A. (2011):
Mein größter Freiraum ist mein Kopf
Brand eins, 01, 70-75.

Peter und Iris Tamme (2013)
Frei sein im Schmerz
Selbsthilfe durch Achtsamkeitsbasierte Schmerztherapie
Übungen zur Achtsamkeitsbasierten Schmerztherapie
http://www.die-schmerzpraxis.de/index.php/buch-audio-video

Rosenbaum, Elana (2013)
Jetzt spüre ich das Leben wieder.
Achtsamkeitsübungen bei chronischem Schmerz, Krebs und anderen schweren Erkrankungen.

Burch, Vidyamala (2009)
Gut leben trotz Schmerz und Krankheit
Der achtsame Weg, sich vom Leid zu befreien.

Luise Reddemann und Sylvia Wetzel (2011)
Der Weg entsteht unter deinen Füßen
Achtsamkeit und Mitgefühl in Übergängen und Lebenskrisen.

Deutsche Gesellschaft für Schmerztherapie e.V.
http://www.schmerz-therapie-deutschland.de
Zeitschrift (2/2011)

Dr. med. H.H. Müller-Schwefe und Dr. Michael A. Überall
argumentieren gegen die LONTS Studie – Langzeitbehand-
lung bei nicht tumorbedingten Schmerzen
Patientengerechte Leitlinie zur LONTS-Studie unter http://
www.awmf.org

Praxis für Schmerztherapie Ellwangen
Nähere Erklärung über Oxithermie, Akupunktur, Theracell
u.a. Therapiemöglichkeiten bei chronischem Schmerz
http://www.schmerztherapie-ellwangen.de

Institut für Achtsamkeit und Stressbewältigung
http://www.institut-fuer-achtsamkeit.de/achtsamkeit/